Histoire de la cardiologie

Cet ouvrage est publié dans la collection « Regards sur la santé ».

En couverture :
La Femme évanouie, Willem van Mieris, huile sur bois, Saint-Pétersbourg, musée de l'Ermitage, © AKG Paris.

Conception et réalisation de la couverture :
Céline Colombo, Points d'impact, Toulouse (31).

Correction du texte:
Hélène Ibañez-Puchar et Anne Desmier.

Mise en pages :
Sandrine Arribeux-Adam, Toulouse (31).

ISBN : 2.7089.3648.4

BP 828, 31080 Toulouse Cedex 6
Dépôt légal : septembre 2004.

d

JEAN-PAUL BOUNHOURE

Histoire de la cardiologie

Des hommes, des découvertes, des techniques

ÉDITIONS
Privat

Professeur de cardiologie clinique et expérimentale à l'université Paul-Sabatier (Toulouse), ancien chef de service de cardiologie du Centre hospitalo-universitaire de Rangueil, président honoraire de la Société française de cardiologie, membre de nombreuses sociétés scientifiques françaises et internationales, Jean-Paul Bounhoure s'est toujours passionné pour l'histoire de l'exploration et du traitement des maladies cardiovasculaires et pour l'histoire de la médecine. Il a rédigé plusieurs traités de pathologie cardiovasculaire dans les domaines de l'insuffisance cardiaque, du cœur du sujet âgé et de la maladie coronaire.

Sommaire

PRÉFACE

INTRODUCTION

CHAPITRE 1 : LA PRÉHISTOIRE DE LA CARDIOLOGIE

CHAPITRE 2 :
L'AUBE DE LA DISCIPLINE

CHAPITRE 3 :
L'ESSOR DE LA DISCIPLINE

CHAPITRE 4 :
LES MOYENS DE DIAGNOSTIC

CHAPITRE 5 : LA THÉRAPEUTIQUE

CHAPITRE 6 : LES GRANDES PATHOLOGIES

BIBLIOGRAPHIE

INDEX DES NOMS CITÉS

Préface

La cardiologie est la discipline médicale qui a le plus progressé au fil des siècles et même au fil des millénaires, puisque les Égyptiens connaissaient déjà, au XVe siècle avant Jésus-Christ, les pulsations et la propagation des battements du cœur, comme en atteste le papyrus d'Edwin Smith. Mais à l'époque des pharaons, le cœur est avant tout le siège de la volonté lucide, de la conscience morale et un élément essentiel de l'éternité. Pour Platon, le cœur est avant tout le siège de l'intelligence, des sentiments et des passions, ses battements se modifiant sous l'effet des émotions. Quatre siècles plus tard, Galien localise la force vitale dans le cœur et l'âme dans le cerveau. C'est la découverte fondamentale de la circulation sanguine par William Harvey en 1628 qui va faire sortir la cardiologie des ténèbres de l'Antiquité : le sang tout entier, en quelque endroit qu'il se trouve, s'écoule continuellement et continûment du cœur pour revenir au cœur qui se charge de le revivifier. Il accomplit un véritable mouvement circulaire dans toutes les parties du corps, où il est propulsé par le ventricule gauche, et dans les poumons, où il est ramené par le ventricule droit. La découverte d'Harvey soulèvera de violentes controverses, ses contradicteurs niant la petite circulation et défendant le passage du sang au travers du septum interventriculaire selon le dogme de Galien.

Au siècle suivant, Morgagni pose les bases anatomo-cliniques de la cardiologie à partir d'une grande série de plus de sept cents autopsies confrontées aux symptômes observés du vivant des malades. Bichat va contribuer à l'éclosion de la méthode anatomoclinique et à l'abandon de « théories plus souvent nées dans le cabinet qu'auprès du lit du malade, moins fidèles images de la nature que fruits brillants de l'imagination ».

Les connaissances vont s'amplifier au XVIIIe siècle avec toute une génération de médecins prestigieux, Corvisart, le médecin de Napoléon, qui démontre l'intérêt de la percussion décrite par l'Autrichien Auenbrugger en 1761 dans l'indifférence de ses contemporains, Laennec qui invente l'auscultation cardiaque, Bouillaud qui décrit les cardites rhumatismales. Les travaux de Marey, de Chauveau, de Ludwig donnent une impulsion à la physiologie cardiaque et ouvrent la voie à l'hémodynamique. Les progrès de la microscopie vont permettre la description du tissu nodal et des voies de conduction par Purkinje, His, Tawara, Keith et Flack.

La cardiologie commence à s'individualiser au début du XXe siècle. En 1908, Vaquez crée les Archives des maladies du cœur et du sang, suivies de près par le *Heart* anglais de Thomas Lewis. La mesure de la tension artérielle, l'auscultation et la radioscopie sont alors la base de l'examen cardiologique. Inventée par le Hollandais Einthoven, au tout début du XXe siècle, l'électrocardiographie est réservée à quelques laboratoires hospitaliers. Elle n'entre véritablement dans la pratique clinique qu'au lendemain de la Seconde Guerre mondiale. Initié par un jeune chirurgien allemand Werner Forssmann en 1929, le cathétérisme cardiaque va se développer sous l'impulsion de Cournand et de Richards qui partageront en 1956 avec Forssman le prix Nobel. La première angiographie coronaire est réalisée par Sones aux États-Unis à la Cleveland Clinic en 1958 et la première angioplastie coronaire ouvrant la voie à la cardiologie interventionnelle par Andreas Gruentzig à Zurich en 1977. Parallèlement, les progrès de l'anesthésie, de la réanimation et la mise au point de la circulation extracorporelle permettent l'essor de la chirurgie cardiaque à cœur ouvert, la réparation des malformations congénitales des lésions valvulaires et les pontages coronaires. Les troubles de la conduction et du rythme cardiaque vont pouvoir être contrôlés par les stimulateurs (Zoll 1952) et défibrillateurs implantables (Mirowski 1970).

Deux techniques d'explorations non invasives apparaissent dans la seconde moitié du XXe siècle et affinent les possibilités diagnostiques : l'échocardiographie Doppler qui va connaître un essor extraordinaire au point de faire partie aujourd'hui de l'examen cardiaque de routine et la scintigraphie cardiaque.

Les Français Charles Laubry, Jean Lenègre, Pierre Soulié, Roger Froment, Jean Di Mattéo, Charles Dubost, Chistian Cabrol, Francis Fontan et Alain Carpentier, occupent une place de premier plan dans le développement de la cardiologie du XXe siècle, une des disciplines devenue de plus en plus riche au fil des années, de plus en plus rigoureuse avec des spécialités de plus en plus nombreuses. Cette spécialisation croissante, cette technicité de plus en plus grande risquent d'amenuiser le rôle du cardiologue praticien qui doit rester le maître d'œuvre dans la prise en charge du patient, prise en charge la plus efficace mais aussi la plus humaine possible.

Jean-Paul Bounhoure, dans son ouvrage très bien documenté, au terme d'une remarquable recherche bibliographique, a le mérite de retracer une passionnante histoire de la cardiologie au travers des hommes qui en ont marqué les grandes étapes, mais aussi des techniques, des traitements et des grandes pathologies. Il montre avec pertinence l'évolution de la discipline.

Comme l'écrivait Louis Pasteur en 1858 : « On s'imagine que la science est aujourd'hui, on ne voit pas que son état actuel n'est que le progrès sur l'état d'une période précédente ». Cette constatation est plus que jamais d'actualité.

André Vacheron
Vice-président de l'Académie nationale de médecine

Introduction

La cardiologie est une des disciplines médicales dont les progrès sont les plus éclatants et elle a atteint de nos jours une remarquable efficacité : les preuves sont irréfutables, la mortalité par maladies cardiovasculaires ne cesse de décroître. Avant de s'ériger en spécialité autonome, elle fut le fruit d'une longue gestation, et le haut niveau d'excellence actuel est l'aboutissement d'innombrables efforts. On peut appliquer à cette discipline ce que dit Étienne May dans son *Histoire de la médecine* : « Ces progrès sont le résultat d'un long cheminement, fait d'échecs cuisants et d'erreurs, de combats indécis et de batailles glorieuses. » La discipline n'a pas émergé en quelques années et l'édifice a été progressivement construit à partir de découvertes guidées quelquefois par le hasard, le plus souvent par la curiosité, la sagacité et toujours le travail acharné de quelques illustres pionniers.

Il est surprenant de constater que les mécanismes de la circulation et de la respiration, indissociables de la vie, n'ont été clairement compris qu'après des siècles d'errements, de conceptions fantaisistes et totalement irrationnelles. Pendant des siècles, des théories obscures, un verbiage pompeux, des raisonnements oiseux fruits d'une imagination trop fertile l'ont emporté sur les faits, la rigueur des données de l'observation et de l'expérience. Le terme « cardiologie » fut employé pour la première fois par Christopher Lawrence en 1847, englobant sous cette dénomination le diagnostic et le traitement des maladies du cœur et des vaisseaux, cadre élargi plus tard à l'anatomie, la physiologie et à toutes les méthodes d'exploration de l'appareil cardio-vasculaire. Mais la discipline n'est pas née à cette date et ce serait faire une injure à d'éminentes personnalités médicales que d'ignorer des travaux bien antérieurs. De tout temps les médecins ont cherché à comprendre et se sont attachés avec plus ou moins de succès à interpréter la fonction du cœur et sa pathologie. Le concept erroné d'Hippocrate, dont témoigne son aphorisme célèbre faisant du cœur un organe préservé des maladies, fut remis en question dès l'Antiquité. La démarche rigoureuse des premiers anatomistes et des physiologistes qui ont prôné l'observation minutieuse, l'analyse rationnelle mais stricte des résultats de leurs expériences et l'abandon des interprétations fantaisistes a ouvert la voie du progrès. Les classiques de l'Antiquité ont édifié le socle de la cardiologie puis chaque école, chaque pionnier a apporté sa pierre à la construction de l'édifice. Toutefois, l'unanimité n'est pas faite sur la date de sa naissance. La cardiologie est ce qu'elle est à la suite d'un enchaînement de progrès initié par les travaux d'Harvey, père de la discipline, dont la description de la circulation est une étape essentielle dans la connaissance humaine. Son mérite est d'avoir expérimentalement apporté la preuve de la double circulation, d'avoir ébranlé le dogme des théories de Galien, d'avoir ouvert la voie de la recherche des grands mécanismes physiologiques et des moyens de les explorer. Pour d'autres, ce sont les travaux de Lancisi avec son traité sur la mort subite ou le livre de Sénac sur la structure du cœur qui ouvrent la voie. Mais les moyens d'exploration faisaient cruellement défaut et on reste admiratif devant la description par Lower, Vieussens, Sénac, sur de seules données cliniques, de nombreuses atteintes cardiaques et valvulaires. Pour beaucoup, avec le stéthoscope, c'est Laennec qui fut le fondateur de la médecine moderne et scientifique débutant au XIXe siècle et de la grande période anatomoclinique. Avec lui prend fin ce que l'on pourrait appeler la préhistoire de la cardiologie ; le savoir médical se développera progressivement selon une méthode fondée sur l'observation objective, systématique et raisonnée. L'impulsion donnée par Laennec a placé la France à la tête du progrès médical et le génie, la rigueur de quelques grands cliniciens et physiologistes ont individualisé la cardiologie. Mais sans les progrès technologiques, la cardiologie n'aurait pas atteint son prodigieux développement actuel. L'essor des techniques d'exploration, une meilleure connaissance de la physiologie cardiaque et circulatoire ont donné une accélération vertigineuse aux progrès dans tous les domaines de la discipline. Les cardiologues ont su profiter de toutes les avancées de la technologie moderne.

Il n'y a pas de jour sans qu'une innovation technique, un succès thérapeutique nouveau ne soient signalés. Mais chaque progrès découle de l'extension ou de l'exploitation d'une technique adjacente. L'électrocardiogramme en est un exemple: ce mode d'investigation si fructueux, pour lequel Einthoven a reçu à juste titre le prix Nobel, a vu son exploitation élargie et son intérêt décuplé par l'informatique. L'électrocardiographie ne se cantonne plus aux tracés de surface, l'enregistrement des potentiels endocavitaires a facilité la compréhension des arythmies et a ouvert avec les techniques ablatives de nouvelles perspectives thérapeutiques. Découverts en 1859, les ultrasons ont conquis une place exceptionnelle dans l'exploration cardiologique. L'acquisition des images, leur interprétation, le traitement des données n'ont cessé de s'enrichir avec l'amélioration de l'appareillage, des techniques nouvelles, aidées par l'informatique permettant une approche atraumatique, reproductible et fiable des atteintes valvulaires et de la fonction cardiaque. En quelques années, l'application des radio-isotopes utilisant l'informatisation a étendu le champ de la cardiologie nucléaire à l'analyse de la perfusion et du métabolisme myocardique. On pourrait multiplier les exemples, chaque technique, chaque thérapeutique fonde ses racines dans l'exploitation d'un progrès antérieur. L'idée novatrice de Forssmann montrant que le cathétérisme cardiaque était possible a ouvert la voie à l'angiocardiographie et à tous les actes de la cardiologie interventionnelle dont on ne voit pas les limites. Mais chaque progrès est la conséquence de la ferveur, de l'obstination de tout innovateur: Mirowski a passé vingt ans de sa vie à convaincre et à faire admettre l'efficacité du défibrillateur implantable pour la prévention de la mort subite ! Les chirurgiens cardiaques qui ont transformé le pronostic des cardiopathies valvulaires et congénitales, permettant la revascularisation myocardique, ont d'abord essuyé de nombreux échecs avant de triompher. Échecs, erreurs, idées géniales, innovations superbes font tout l'intérêt de l'histoire de la cardiologie.

Tenter de décrire son histoire est une entreprise risquée et difficile qui exige une quête harassante, minutieuse et décourageante d'informations.

La qualité et le nombre des histoires de la discipline, la pertinence des auteurs, la profusion des événements et des découvertes à citer découragent et déconsidèrent à l'avance tout travail nouveau. Ce survol, cette brève histoire de la cardiologie doit beaucoup à de nombreux travaux antérieurs, les livres remarquables de Darenberg, de Sigerist, de Leibowitz, de Gorny, de Bariety, de Snellen, de Fleming, d'Acierno, d'Hoerni, les remarquables revues générales de Ruillère, de Poulet, de Coury, de Delahaye. Ce survol est bien incomplet, ne prétend pas être exhaustif, comporte probablement des erreurs et résulte de la lecture d'une très abondante littérature. Ce n'est pas un travail d'historien, mais celui d'un cardiologue très attaché à la connaissance du passé de sa spécialité.

Première difficulté, et non des moindres, c'est de fixer l'époque dans l'histoire de la médecine où l'on peut situer l'ébauche de la connaissance du cœur et des vaisseaux et de leurs atteintes pathologiques. On a toujours tendance à interpréter les documents en fonction de l'axe de leurs recherches et on veut voir dans des connaissances balbutiantes les prémices d'une médecine qui n'est encore que de la magie. Tout le système médical des Assyro-Babyloniens, des Égyptiens dérive d'un postulat faisant de la maladie un châtiment divin dont l'intensité est proportionnelle à la faute commise. Leur médecine était imprégnée de religion, de superstition et de mysticisme. Dans son traité classique sur la médecine babylonienne, Labat souligne qu'il y a deux sciences pour soigner l'homme: l'une fondée sur la magie et la religion, l'autre plus terre à terre s'appuyant sur l'examen du patient et l'emploi de plantes médicinales ou de composés minéraux. On conviendra qu'on est bien loin de la cardiologie même si quelques textes décrivent les fonctions, les droits, les devoirs, les honoraires de médecins, fixant les modalités d'une médecine balbutiante. Le cœur est à cette époque le siège de l'intelligence, de la mémoire, du courage, des sentiments. Le foie dans cette médecine occupe une place privilégiée, source et réceptacle du sang. Cette prééminence du foie se perpétuera durant trois mille ans et imprégnera les conceptions de Galien. Labat, dans son traité, souligne qu'on peut discerner une ébauche d'examen clinique, que la prise des pulsations de diverses artères était connue. On veut voir dans des textes célèbres des descriptions rudimentaires d'atteintes cardiaques, mais il faut beaucoup d'imagination pour rattacher au cœur ce qui appartient probablement à tout autre chose : « Si un homme a des douleurs au cœur, si son estomac est en feu, si sa poitrine est déchirée, cet homme souffre de la chaleur du jour et mourra… »

La médecine égyptienne étant plus accessible, vu l'apport des traductions des papyrus, comme beaucoup d'auteurs nous l'avons retenue comme le préambule, l'esquisse, l'ébauche initiale de la discipline.

Chapitre 1

La préhistoire de la cardiologie

1) Les précurseurs : le cœur dans l'Antiquité

– *En Égypte*

Jusqu'à la découverte au siècle dernier des papyrus sur la médecine, les connaissances sur l'art médical en Égypte reposaient sur les fresques des tombeaux, les examens des momies, quelques textes de commentateurs grecs ou romains. Admirablement organisé dans tous les domaines, l'État pharaonique avait une médecine assez diversifiée, très hiérarchisée et réglementée. La réputation des médecins égyptiens semble avoir été très grande dans le monde méditerranéen et les comptes rendus des historiens persans ou les récits d'Hérodote soulignent leur excellence et leur prestige. L'organisation sanitaire en Égypte était très complexe et intimement liée à la religion. La mort, qui occupe une place importante dans la mythologie égyptienne, était attendue sans crainte excessive, la maladie était un châtiment d'origine divine ou magique et la médecine était sacerdotale. Le médecin du pharaon, sur lequel reposait l'organisation des études théoriques et pratiques, occupait le sommet de la hiérarchie médicale. Venaient ensuite des médecins du palais, des médecins inspecteurs, des médecins-chefs, enfin des praticiens, prêtres médecins, les *sounou.* En Égypte, la médecine avait pris une orientation sociale offrant des soins gratuits aux indigents : un historien grec, Diodore de Sicile, a laissé un texte intéressant parce qu'on y trouve préfigurée, de manière paradoxale, l'organisation sanitaire de pays modernes : « À l'intérieur des frontières de l'Égypte, tous les malades sont soignés gratuitement, car les médecins sont payés par l'État et sont tenus de respecter les prescriptions rédigées par les grands médecins du passé. » La responsabilité des médecins était engagée lors d'un échec, d'une faute thérapeutique grave et en cas de non-respect des préceptes techniques traditionnels.

La répartition des activités médicales en différentes spécialités est un trait particulier et dominant de cette médecine. Dans ses *Histoires*, Hérodote rapporte que « chaque médecin soigne une maladie, non plusieurs... Les uns sont les médecins des yeux, d'autres de la tête, d'autres pour les dents, d'autres pour l'abdomen, d'autres pour les maladies de localisation incertaine ». Mais ce concept contemporain de spécialisation doit être nuancé, car l'interprétation des textes est faite avec l'esprit de notre époque alors qu'il s'agit d'une médecine étroitement liée à la religion. Bien que le cœur soit un organe mythique, on ne trouve pas d'information sur d'éventuels spécialistes du cœur. Toutefois, l'examen du cœur et les atteintes cardiaques ne sont pas ignorés et une lettre récente, parue dans *La Presse médicale*, soulève l'hypothèse de la pratique éventuelle de l'auscultation au cours de l'examen clinique en Égypte.

Somme anonyme des connaissances médicales de leur époque, les documents médicaux les plus intéressants sont bien sûr les papyrus. Le fragment le plus ancien est celui de Kahun, consacré essentiellement aux problèmes abdominaux, gynécologiques et vétérinaires. Le papyrus d'Edwin Smith, égyptologue américain, traduit au début du siècle, provient de Thèbes, et semble avoir été écrit au XVIIe siècle avant J.-C. Long de plus de quatre mètres, texte d'enseignement très didactique, concernant quarante-huit cas cliniques pronostiques et thérapeutiques à l'égard de problèmes chirurgicaux et médicaux, il aborde sommairement l'intérêt de la prise du pouls et son rapport avec l'activité cardiaque. Trouvé à la fin du siècle dernier, le papyrus acheté par Ebers et conservé à la bibliothèque de Leipzig, est une source d'information majeure, datant de 1580 avant J.-C., et serait la copie de textes beaucoup plus anciens. Il traite de nombreux problèmes médicaux, mais un de ses chapitres commence par ces mots : « Le secret du médecin. Les connaissances du mouvement du cœur et la connaissance du cœur ». Les apports de la palpation sont clairement établis mais pour

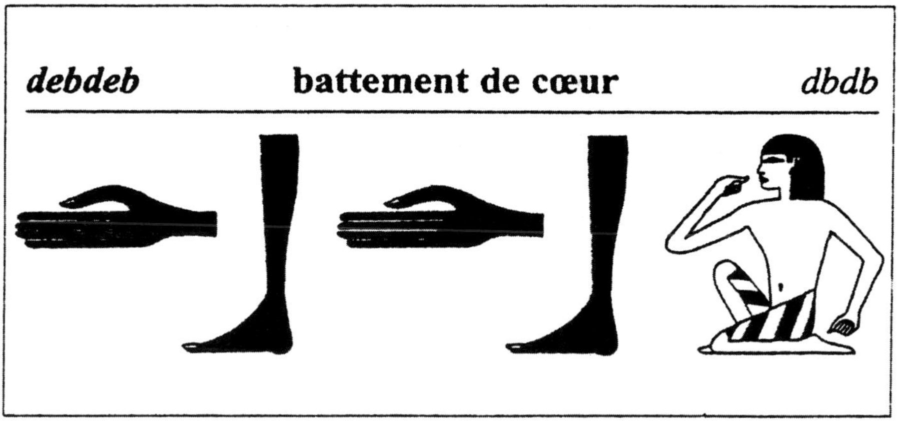

Lecture illustrée des hiéroglyphes, *Éditions du Rocher, 1998. Textes de Ruth Schuman-Antelme et dessins de Stéphane Rossini.*

Ziskind (*La Presse médicale* 2003 - 32 1507), le fait que les Égyptiens aient utilisé pour désigner le battement du cœur un terme spécifique laisse supposer que l'auscultation pouvait être utilisée dès cette époque. Les autres papyrus, de Hearst, de Londres, de Berlin, sont des guides pratiques abordant la médecine et la thérapeutique en général, les maladies digestives et de l'anus en particulier.

En Égypte, tous les dieux avaient un rapport plus ou moins direct avec la santé et le pouvoir de guérir était dévolu à certains d'entre eux. Isis, sorte de mère nourricière, était la déesse de la guérison, les humeurs malignes qui perturbaient le corps humain lui obéissaient, les vaisseaux sur ses ordres expurgeaient ce qui était délétère. Tous les remèdes avaient été révélés par les dieux à Thot, remèdes codifiés dans des livres secrets. Il enseignait et détenait le secret de l'art. Mi-légendaire et mi-réelle sans doute, la personnalité d'Imhotep symbolise la fusion de la médecine divine, sacerdotale et praticienne. Sir William Osler écrira à son sujet qu'il a été « la première silhouette de médecin se détachant clairement des brumes de la médecine de l'Antiquité ».

La maladie était considérée comme un châtiment mais le comportement des Égyptiens devant la mort explique bien des aspects de leur civilisation. Après la mort, les Égyptiens pensaient que le Ka continuait d'être le vrai représentant de la personnalité comme il l'avait été pendant la vie et qu'il fallait conserver le corps pour que le Ka puisse en reprendre possession. Les rites funéraires ouvraient donc les portes de l'au-delà vers une nouvelle existence pleine de joie si le jugement d'Osiris était favorable. La tombe, pour les Égyptiens, n'était pas un lieu funèbre mais une demeure d'éternité.

Ils attribuaient une grande importance à la respiration et au cœur, désigné sous deux termes différents, *ib*, « cœur » mais aussi siège de l'intelligence et de la sensibilité, et *haty* correspondant à notre expression « muscle cardiaque ». En se référant aux techniques d'embaumement, on pourrait supposer que les Égyptiens étaient experts en anatomie mais leurs connaissances étaient finalement limitées, parcellaires. Embaumer les corps n'était pas l'œuvre des prêtres médecins, ministres de la maison de la vie, mais celle d'autres personnages, ministres de la maison de la mort. Les Égyptiens n'avaient pas conçu une circulation du sang mais un système de canaux semblable à celui qui quadrillait le pays. Le corps était constitué de conduits, les *metu*, transportant le sang, les urines, les fèces, les sécrétions et les liquides de l'organisme. L'air, le souffle, était un élément vital, pénétrait dans le corps essentiellement par le nez, entrait dans les canaux, remontait au cœur et partait de là dans toutes les parties du corps. Le papyrus d'Ebers souligne que cœur et vaisseaux sont inclus dans le même système et que le cœur « parle aux vaisseaux ». Le cœur est un organe qui participe à la respiration, reçoit l'air et distribue le souffle vital par les conduits ou vaisseaux. « La tête a vingt-deux vaisseaux qui conduisent à toutes les parties du corps, le souffle venant du cœur. Il y a deux vaisseaux dans l'oreille droite par où entre le souffle de vie, deux vaisseaux dans l'oreille gauche par où entre le souffle de mort, quatre vaisseaux dans les fosses nasales, deux donnant du mucus, deux autres du sang. » Ligne par ligne, ce papyrus donne des informations surprenantes sur la distribution vasculaire: quatre vaisseaux pour les poumons, quatre pour la rate, quatre pour les tempes et les yeux, deux pour les bras, deux pour les jambes, etc. Les vaisseaux transportent de l'air, de l'eau, du sang, dont le rôle primordial paraît avoir été méconnu mais qui peut véhiculer des substances nocives. Le cœur était au centre du système, les Égyptiens connaissaient ses pulsations et la propagation de ses battements dans tout le corps comme en atteste le papyrus de Smith. Si les conduits transmettent le souffle de vie, ils peuvent transporter des souffles morbides synonymes de maladies. Ces souffles pathogènes pénètrent dans le cœur, peuvent empêcher son action et son refroidissement.

La méthode de diagnostic reposait sur les différents temps de l'examen clinique : l'inspection, la palpation, l'examen du pouls. Le médecin paraît donc avoir utilisé l'auscultation et la percussion si on se réfère au papyrus d'Ebers, et, si on interprète, « l'oreille entend ce qui est au-dessous et mets ta main sur le malade et frappe ». Une ébauche d'examen clinique se pratiquait, si l'on en juge par l'énumération des temps de l'examen et la rigueur demandée.

Les médecins égyptiens avaient une vision rudimentaire fantaisiste de l'anatomie, un sens poussé de l'observation et ont donné quelques descriptions démonstratives de troubles circulatoires, d'accidents vasculaires cérébraux, et peut-être même de l'angine de poitrine.

– *Hippocrate et les hippocratiques*

La deuxième moitié du Ve siècle en Grèce représente une époque privilégiée dans l'histoire de la civilisation et de la pensée médicale occidentale. Hippocrate a vécu dans une époque marquée du sceau du génie, au siècle de Périclès, de Sophocle, de Phidias et de Platon, qui soulignait déjà son prestige dans ses *Dialogues*. Issu d'une famille médicale célèbre apparentée selon la légende à Asclépios (Esculape), Hippocrate est né à Cos en 460 avant J.-C. et se signala très tôt par ses exceptionnelles aptitudes. Il fut pendant des siècles la grande référence en matière de médecine et rares sont les thérapeutes qui au cours de leur carrière ont atteint une célébrité aussi universelle et aussi durable. Faisant sortir la médecine de la magie, il a élaboré de toutes pièces une méthode fondée sur l'expérience et le raisonnement qu'aucun progrès ultérieur n'a modifiée pendant des siècles. L'exceptionnelle réputation d'Hippocrate est fondée non seulement sur ses talents de médecin mais aussi sur ses qualités de chef d'école car il eut autour de lui de nombreux disciples qui appliquèrent sa doctrine et contribuèrent à la diffuser. C'est le fondateur de la médecine rationnelle antique débarrassée des pratiques magiques et des incantations. Son œuvre marque le passage d'une médecine proche de la magie et de la religion à un art fondé sur l'observation, la réflexion et l'expérience. D'abord transmis dans le cercle restreint de sa famille, de ses deux fils, de son gendre Polybe, l'enseignement s'ouvrit à de nombreux élèves, issus de tout le monde hellénique. Cette ouverture de l'enseignement fut fondée sur un certain nombre de principes, un véritable contrat de formation, impliquant le respect d'une éthique et de règles strictes, entre le maître et les élèves, garanties d'exercice, fixées et détaillées dans le fameux serment d'Hippocrate. La première partie de sa carrière s'est déroulée à Cos, la suite en Grèce du Nord. Voyageur infatigable, il parcourut le monde grec, dispensant largement ses soins et son enseignement. Dans sa biographie, il est difficile de démêler le légendaire et l'authentique.

Le riche ensemble d'ouvrages, nommé *Le Corpus hippocratique*, est un recueil d'une soixantaine de textes médicaux attribués au maître mais certainement écrits par plusieurs de ses élèves, textes réunis au IIIe siècle après J.-C. La monumentale édition de Littré comportant le texte grec et la traduction française est conservée dans de nombreuses bibliothèques universitaires. Ces traités sont essentiellement médicaux, n'abordant pas l'anatomie ou la physiologie mais surtout des éléments de diagnostic, de pronostic et de traitement. L'apport d'Hippocrate à la cardiologie est assez restreint si on excepte la description de l'hydropisie et de l'œdème pulmonaire.

La première caractéristique de la médecine hippocratique est la laïcité, c'est-à-dire qu'elle est totalement indépendante de la religion et de la magie. Tous les auteurs du *Corpus* admettent pour principe que les processus organiques, la santé et la maladie, s'expliquent sans intervention divine ou magique. L'homme est soumis aux mêmes contraintes que l'univers, les médecins ne sont plus des prêtres intercédant auprès des dieux mais des hommes, exerçant un métier et rétribués pour cet exercice.

Les conceptions générales de la médecine enseignée par Hippocrate sont fondées sur l'observation, l'examen total du malade, tenant compte aussi bien des symptômes que de l'état général. Mais l'investigation clinique doit être associée à l'analyse des données de l'expérience, aux données du raisonnement et de la réflexion critique. Il a édifié une éthique médicale exigeante, soulignant la rigueur des devoirs du médecin à l'égard du malade, mais aussi à l'égard des disciples et des confrères. L'œuvre d'Hippocrate est la première encyclopédie médicale et quelques-uns de ses aphorismes ont résisté aux outrages du temps: « L'art est long, la vie est brève, l'occasion est fugace, l'expérience est trompeuse, le jugement difficile. »

La médecine ne doit faire appel à aucune hypothèse dénuée de logique ou fondée seulement sur l'imagination: « Science et opinion sont deux choses différentes: la première exprime la connaissance, la seconde l'expérience » (*La Loi*). L'essentiel de sa doctrine consiste à observer, à noter les informations, à s'aider de l'expérience, à aller du simple au complexe. Les principes du raisonnement hippocratique sont l'observation, la réflexion critique. Ses aphorismes, partant d'exemples judicieusement choisis, sont des réflexions et des conseils pratiques fondés sur les données de la pratique. Premier clinicien, il a établi une distinction entre les symptômes et les signes et ne cesse dans son œuvre de vanter les mérites de l'observation. « Une grande partie de l'art médical réside dans la capacité d'observation. Tout notre diagnostic repose sur ce que nous pouvons percevoir avec nos yeux, nos oreilles, nos doigts, notre odorat, notre langue et notre esprit » (« De l'officine »). Dans les écrits hippocratiques, on souligne la valeur des données de l'interrogatoire dont on rappelle les limites en démontrant l'intérêt de l'inspection du sujet, de son faciès, de ses téguments, de sa morphologie, de ses déjections. Sans l'exploiter à fond, il a l'idée de l'auscultation thoracique puisqu'il propose de recourir à l'auscultation en secouant le malade pour détecter un épanchement pleural: « En portant l'oreille contre le thorax, on perçoit un bruit de lanière de cuir » (« Des maladies »).

Étudier le patient, tenir compte de son tempérament, de son entourage, observer son mode de vie, son régime, tels sont les principes de la médecine hippocratique. Dans le *Corpus*, on insiste sur la variabilité du tableau clinique et sur la nécessité de répéter les examens médicaux: « Faites de fréquentes visites, examinez soigneusement le malade, soyez attentifs à toute modification survenue dans son état. Il vous sera plus facile de faire un diagnostic et d'éviter les erreurs » (« De la décence »). La démarche rationnelle qui se dégage des écrits hippocratiques représente un immense progrès dans l'histoire de la pensée médicale.

En revanche, quelle que soit l'admiration qu'on doive aux découvertes sémiologiques et pronostiques, il faut reconnaître que, faute de moyens d'investigation et de données anatomiques, peu fut apporté à l'individualisation de maladies, particulièrement en cardiologie. Ses connaissances en physiologie et en pathologie sont obscures ou erronées, entraînant des concepts physiopathologiques fantaisistes. Onze paragraphes sont consacrés au cœur dans la traduction de Littré. Comme le précise Ruillère, on y relève des remarques anatomiques pertinentes et des considérations physiologiques fausses. « Le cœur est d'une forme pyramidale, d'une couleur rouge foncé. Une tunique lisse l'enveloppe dans laquelle est un peu de liquide semblable à de l'urine, de sorte que vous diriez que le cœur se tourne dans une vessie ; le cœur est un muscle très fort, non par les nerfs mais par le feutrage de la chair. Il a sous une seule enveloppe deux ventricules séparés, l'un d'un côté, l'autre de l'autre (paragraphe 4). Les deux ventricules sont raboteux en dedans et comme corrodés, le gauche plus que le droit (paragraphe 6). » Il a bien décrit les vaisseaux de la base cardiaque et surtout les valves sigmoïdes : « trois membranes de chaque côté, arrondies à leurs extrémités, en forme de demi-cercle, et en se rapprochant, c'est merveille comme elles ferment les orifices limites des aortes » (« Les deux vaisseaux de la base », paragraphe 10). Il confond nerfs et tendons et ne voit dans les artères que des conduits aériens. La conception de la circulation est bien sûr fantaisiste : « Le vaisseau qui sort du ventricule droit s'ouvre du côté du poumon pour lui fournir le sang qui le nourrit, et ce ventricule se ferme afin que l'air y rentre. L'autre ventricule, quant à lui, ne contient que l'air chassé par les oreillettes. La preuve, chez l'animal égorgé, ouvrez le ventricule gauche, tout vous paraîtra désert ; si ce ventricule est plus hermétique qu'à droite, c'est que, répétons-le, l'intelligence de l'homme est innée dans le ventricule gauche et commande au reste de l'âme. » Pénétrant par les poumons, l'air arrive donc dans les oreillettes qui font office de soufflets. Du ventricule droit, l'air et le sang sont éjectés dans l'artère pulmonaire essentiellement pour nourrir le poumon, mais l'étanchéité réduite des valvules sigmoïdes pulmonaires n'empêche pas le retour en arrière de l'air. Dans le ventricule gauche il n'y a que de l'air. L'air réchauffé par le cœur est envoyé par cet organe à toutes les artères qui répartissent la chaleur vitale à tout l'organisme. Les écrits hippocratiques décrivent en pathologie infectieuse les fièvres périodiques tierce et quarte de type palustre, des épanchements pleuraux purulents ; les descriptions relatives aux infections chroniques de la plèvre et du poumon font allusion à l'incurvation du bout des doigts et des ongles qui a conservé le nom d'hippocratisme digital. Dans le domaine de la pathologie cardiaque, il faut signaler des descriptions d'œdème aigu du poumon : « L'eau s'accumule, le patient tousse et crache, la respiration est rapide » ; la mention du pronostic sévère de quelques douleurs thoraciques : « Les douleurs aiguës se portant pour peu de temps vers la clavicule et le dos ont un pronostic funeste ». Dans les régimes des maladies aiguës, il est écrit : « La douleur se déclarant vers la clavicule ou une pesanteur se faisant sentir dans le bras ou autour de la mamelle, ou au-dessus du diaphragme, il importe d'ouvrir la veine interne du pli du coude » (*Littré* II, p. 273). Hippocrate et ses élèves pourraient avoir fait les premières descriptions assez sommaires de l'angine de poitrine. Le tableau de l'accident vasculaire cérébral est saisissant : « En pleine santé le malade est pris de douleur dans la tête, perd la parole, ronfle profondément, la bouche ouverte ; aux incitations verbales ou motrices il ne répond pas, ne comprend rien et perd involontairement ses urines. La mort survient le septième jour. Cette maladie frappe plus souvent les vieux que les jeunes. »

La physiopathologie des maladies est, on le conçoit, très extravagante et repose sur la théorie des humeurs, tenant sous leur dépendance les phénomènes vitaux, théorie qui sera reprise par Galien et adoptée jusqu'à la Renaissance. La santé et la maladie expriment des équilibres et des déséquilibres, l'équilibre est affaire de fluides ou *chymoi*, terme que l'on traduit par « humeurs ». Le corps est constitué de quatre humeurs, le sang, la pituite ou flegme, la bile jaune et la bile noire.

Chacune d'elles est rattachée à un organe qui la fabriquerait : le cœur pour le sang, l'encéphale pour la pituite, le foie pour la bile jaune, la rate pour la bile noire. Les quatre humeurs sont caractérisées par des qualités primordiales, la pituite est froide, le sang est chaud et humide. On constate aussi une relation entre les humeurs et les saisons, par exemple : prédominance l'hiver, saison froide, des maladies par excès de pituite, humeur froide. Les humeurs en excès ou en défaut, responsables de déséquilibres, entraînent maladies et variations de tempérament. Nous retrouverons toutes ces théories chez Galien et elles seront un dogme jusqu'à la Renaissance. L'école hippocratique paraît avoir connu certaines formes d'insuffisance cardiaque avec œdème généralisé, l'anasarque, l'hydropisie comportant des épanchements cavitaires et une ascite. Mais l'origine du syndrome était rapportée au foie, où stagnait en excès l'une des quatre humeurs, le flegme. En revanche, la description clinique de l'œdème pulmonaire est remarquable : « Si appliquant l'oreille contre la poitrine vous écoutez pendant longtemps, cela bout en dedans comme du vinaigre... »

Sur le plan thérapeutique, en l'absence de médicament efficace, Hippocrate et ses élèves préconisent une attitude mesurée, prudente et sage, qui est un compromis entre la foi en la médecine, le souci du bien du malade et la modération : « d'abord ne pas nuire ». On doit suivre et aider la nature qui est bonne et qui guérit. Le médecin doit s'efforcer de rétablir l'équilibre : les maladies dues à la plénitude, par excès d'humeur, se guérissent par l'évacuation, celles dues à l'exercice par le repos et celles dues à l'oisiveté par l'exercice.

Les médicaments utilisés étaient surtout d'origine végétale. Hippocrate recommandait les propriétés diurétiques de la scille et du persil, les médications purgatives, melon, huile de ricin, les sédatifs tel le pavot. Les traitements déplétifs, les saignées, la pose de sangsues sont réservés à l'hydropisie. Hippocrate et ses élèves conseillaient judicieusement les régimes alimentaires et la pratique de l'exercice. Pour l'œdème pulmonaire, on conseillait la position assise, des bains de vapeur, et l'incision de l'espace intercostal où le bruit se fait entendre.

Théoricien génial de l'observation et de la réflexion, Hippocrate et son école ont failli par la méconnaissance de l'anatomie, des conceptions pathogéniques obscures et manifestement fausses. Ses apports essentiels résident dans ses aphorismes, des principes généraux qui défendent l'intérêt du malade et l'introduction d'une véritable éthique médicale. Soulagement physique, réconfort moral, guérison du patient si possible, en n'oubliant pas la prudence, tels doivent être les objectifs de l'activité du médecin.

– *L'école grecque : les médecins philosophes*

♦ Platon

Contemporain d'Hippocrate, élève de Socrate et maître d'Aristote, Platon est un des plus grands penseurs du monde occidental. Dans un traité classique, *Timée*, il expose sa doctrine et ses conceptions philosophiques et physiologiques. L'homme est un modèle parfait de la vie, un petit univers à lui seul, un microcosme en harmonie totale avec l'univers, le macrocosme. Le corps humain est le réceptacle de trois âmes : l'âme pensante, immortelle, située dans le cerveau, l'âme mortelle siégeant dans le cœur, l'âme responsable des fonctions végétatives située dans le foie. Le cœur est aussi le réceptacle des passions, des sentiments, de l'intelligence. Dans sa conception, sur le plan anatomique et fonctionnel, cœur et poumon sont indissociables ; le concept de *pneuma* se développe, l'air qui rentre par la bouche gagne les poumons, va au cœur, puis dans tout le corps par les vaisseaux. Platon reprend et diffuse l'erreur d'Hippocrate, la présence d'air dans les artères, qui sera adoptée jusqu'à Hérophile.

♦ Aristote

Fils de médecin, né en 384 avant J.-C. à Stagire, petite colonie grecque proche de l'actuel mont Athos, Aristote est le premier philosophe « scientifique » ayant laissé une œuvre considérable traitant de logique, de métaphysique, de biologie et d'anatomie comparée. Son importance est surtout liée à ses travaux philosophiques qui en font un des plus grands esprits de l'humanité. Il s'est livré à de nombreuses dissections chez l'animal et a laissé des observations anatomiques d'intérêt variable. Dans ses traités d'histoire naturelle, il aborde le problème des sensations, de la mémoire, de la jeunesse, de la durée de la vie. Aristote plaide pour l'existence d'une âme unique, principe directeur fondamental de l'être humain. Abordant l'anatomie, il décrit curieusement trois cavités cardiaques, probablement parce que les animaux disséqués, étouffés ou étranglés avaient une stase veineuse et une dilatation conjointe de l'oreillette et du ventricule droit les faisant considérer comme une seule cavité. Le cœur est pour lui le siège de l'âme, animant le corps par la chaleur et par le souffle. Il est une sorte de foyer où la vie se crée grâce au feu intrinsèque, source de la chaleur innée. Le souffle, la respiration, joue un rôle fondamental en modérant, en limitant la chaleur du cœur, du sang et de tout l'organisme. Le poumon est clairement décrit comme l'organe de la respiration, entraînant l'entrée dans le corps d'air froid venant tempérer la chaleur du cœur. La respiration génère pour lui aussi un souffle vivifiant, le *pneuma*, principe de vie qui marquera pendant des siècles la conception de la circulation. Aristote a décrit les gros vaisseaux, situant bien l'aorte thoracique et abdominale et la veine cave inférieure de part et d'autre de la colonne vertébrale.

– *L'école d'Alexandrie*

Alexandrie fut un grand centre culturel et intellectuel, riche de la très célèbre bibliothèque comportant plus de cinq cent mille papyrus. Ce foyer culturel eut dans toute l'Antiquité une aura prodigieuse. Deux représentants de cette école méritent d'être cités par les apports qu'ils ont faits aux connaissances anatomiques : Hérophile et Érasistrate furent les premiers à pratiquer couramment les dissections de cadavres humains.

Hérophile fut considéré par Galien comme la référence en matière d'anatomie. Il a étudié avec précision le cerveau, a décrit les méninges, les sinus veineux, le quatrième ventricule et même les vaisseaux chylifères. Il reconnaît la présence de sang dans les artères, nie le rôle du cœur dans la respiration, avance qu'il est en cause dans la génèse des pulsations, en étudie l'intensité, la cadence et en tire des applications cliniques dans son traité *Manuel du pouls*. Les artères, en se dilatant, attirent le *pneuma* qui peut également provenir des pores de la peau. Il a été le premier à nommer « veine artérieuse » le vaisseau que nous appelons « artère pulmonaire ». Hérophile ne conçoit plus le corps comme un équilibre humoral, mais comme un ensemble d'organes avec quatre forces équilibrées, le foie responsable de la nutrition, la pensée localisée dans le cerveau, le cœur responsable de la thermogénèse, les nerfs organes de la sensibilité.

L'apport d'Érasistrate (320- 250 av. J.-C.) à la connaissance de l'anatomie cardiaque n'est pas négligeable. Ses conceptions sont un mélange curieux de progrès et de prémonitions remarquables qui l'ont fait approcher de très près la circulation et d'erreurs grossières difficilement compréhensibles. Il défendit l'idée que les artères contenaient le *pneuma* vital, de l'air, alors qu'il avait constaté que les sections artérielles laissaient tout de même jaillir du sang. Son bouillonnement confirmait l'échappement du *pneuma* du vaisseau, le vide ainsi créé entraînait l'aspiration du sang veineux par des communications veino-artérielles spéciales (*sinastomosis*). En revanche, il a bien décrit le trajet sanguin du foie au cœur par la veine cave inférieure, du cœur au poumon par la veine artérieuse. Il a bien décrit et compris le rôle des valvules tricuspides et pulmonaires. Le cœur était une pompe envoyant le sang dans le corps entier par deux systèmes, l'un nutritif veineux, l'autre aérien artériel. Ce sont les idées de Galien.

– *Galien*

Esprit encyclopédique, Galien fut le plus célèbre médecin de l'Antiquité et un des auteurs les plus prestigieux de l'histoire de la médecine. Lettré, philosophe, mathématicien, anatomiste et médecin réputé, sa plume infatigable lui permit de rédiger une œuvre impressionnante dont cente trente-trois traités et près de dix mille pages ! Pendant près de mille cinq cents ans, ses écrits ont fait autorité et furent la source

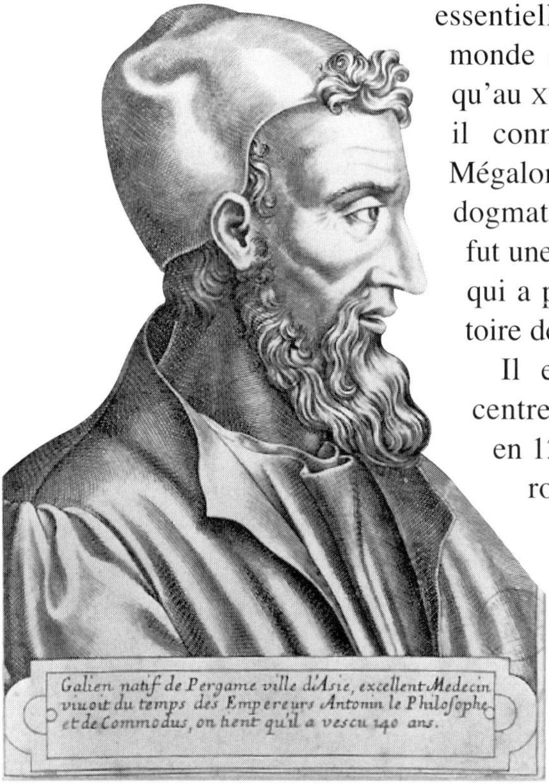

Galien (vers 131-vers 201), le plus célèbre médecin de l'Antiquité, émit des conceptions qui influencèrent la médecine pendant des siècles.
© Assistance publique des hôpitaux de Paris.

essentielle de la médecine dans le monde chrétien et musulman jusqu'au XVIIe siècle. Penseur original, il connut une immense gloire. Mégalomane, âpre à la polémique, dogmatique et autoritaire, Galien fut une extraordinaire personnalité qui a profondément marqué l'histoire de la médecine.

Il est né à Pergame, grand centre culturel d'Asie Mineure, en 129 ou 131, sous domination romaine, pendant le règne d'Hadrien, dans une famille patricienne aisée qui lui assura une éducation très complète et variée : grammaire, rhétorique, mathématiques, histoire naturelle. L'éducation philosophique fut très poussée et il reçut l'enseignement de quatre maîtres de doctrines différentes, un stoïcien, un platonicien, un péripatéticien et un épicurien. Galien raconte que son père, Nicon, mathématicien et architecte, qui dirigeait ses études, l'orienta vers la médecine après avoir vu Asclépios en rêve. Il resta toute sa vie un païen mais il connaissait les doctrines monothéistes juives et chrétiennes, s'orienta personnellement vers une doctrine monothéiste et son œuvre traversa les siècles sans rencontrer d'opposition religieuse de la part des chrétiens ou des musulmans. Il commença ses études médicales à Pergame sous la direction d'un anatomiste réputé, Satyros, et publia ses premiers écrits : *Du mouvement du thorax et du poumon.* Mais à la mort de son père, avide de savoir, il préféra voyager pour compléter sa culture médicale, partit à Smyrne puis à Corinthe. Alexandrie, véritable capitale de la médecine à l'époque, dotée d'une très riche bibliothèque, l'attira. Il acquit quantité de connaissances anatomiques et botaniques tout en s'initiant à la pratique médicale. Y séjournant cinq ans, il acheva sa formation d'anatomiste et de médecin au contact de maîtres réputés et commença à exercer. Son voyage de retour vers Pergame lui fit traverser la Palestine, la Syrie, la ville de Cnide, l'île de Cos, deux célèbres écoles de médecine. Il avait déjà rédigé un traité d'anatomie et de physiologie et gagna un certain renom. Ayant de bonnes relations avec les autorités de la ville de Pergame, il fut nommé médecin des gladiateurs et, en soignant leurs blessures, il réunit de bonnes connaissances anatomiques et chirurgicales, une certaine habileté dans le traitement des fractures et des plaies musculaires et tendineuses. La nécessité de maintenir ces combattants en excellente forme physique lui montrera l'importance du régime et des mesures préventives. Il ne paraît avoir pratiqué que peu de dissections des cadavres humains, cette pratique répandue à l'époque d'Hérophile et d'Érasistrate étant probablement interdite à son époque, et a donc surtout étudié des animaux dont les singes, les moutons, les chèvres, et accompli des vivisections.

Lors de son premier séjour à Rome sous le règne de Marc Aurèle, déjà médecin habile et expérimenté, il eut beaucoup de succès tout en suscitant jalousies et inimitiés. Bien introduit dans la haute société romaine, il accrut sa réputation à la suite de démonstrations anatomiques publiques et de succès thérapeutiques qui en firent un médecin très renommé. Les notables, les intellectuels prirent l'habitude de solliciter ses soins, d'assister à ses démonstrations. Il développa son enseignement tout en polémiquant avec ses confrères qu'il méprisait. En 166, il stupéfia amis et confrères en quittant brutalement la ville pour des raisons mal connues et reprit à Pergame, à 38 ans, ses activités médicales. Il écrivit beaucoup, demeura dans cette ville jusqu'à ce que l'empereur Marc Aurèle et son co-empereur Lucius Verus l'appellent comme médecin militaire à Aquilée où ils préparaient une campagne contre les Germains. En 169, il regagna Rome pour être le médecin de la cour impériale, de Marc Aurèle jusqu'en 180, puis de Commode et de Pertinax. Rédigeant de nombreux traités, multipliant conférences et débats, il constitua une énorme bibliothèque qu'il allait voir disparaître par la suite. La mort de Commode et un incendie de Rome survinrent où, dans la destruction de la Bibliothèque de la paix, il perdit plusieurs de ses manuscrits. Il fut le médecin de l'empereur Septime Sévère jusqu'en 192, date probable de son retour à Pergame. Il s'employa à réécrire ses mémoires, à rédiger de nouveaux traités. Cette époque est mal connue et des divergences apparaissent sur la date de sa mort, 200 ou 210 pour la tradition arabe.

Écrivain prolifique, travailleur acharné, Galien avait une grande culture, abordant de nombreux thèmes, anatomie, physiologie, philosophie, nosologie, art médical en général, etc. Nous analyserons surtout ses travaux dans le domaine cardiovasculaire.

♦ L'anatomie et la circulation dans l'œuvre de Galien

L'œuvre anatomique de Galien est considérable et va servir de référence pendant des siècles. Son autorité dans ses descriptions, ses affirmations ou ses conceptions étonne encore aujourd'hui. En dépit d'erreurs flagrantes ou de quelques aberrations, d'hypothèses fantaisistes, la précision, la richesse des détails anatomiques sur l'ensemble de son œuvre impressionne. Il pensait que la dissection était indispensable à la pratique médicale, mais l'essentiel de ses connaissances anatomiques provient de vivisections chez l'animal, de l'observation des blessures humaines et de rares études nécropsiques. Dans ces erreurs, il applique aux humains de nombreux traits de l'anatomie animale. Ses découvertes les plus remarquables portent sur les os, les muscles et les tendons, le système nerveux. Exemple typique de ses extrapolations, ses dissections avaient mis en évidence à la base du cerveau, chez les ongulés, un réseau de nerfs et de vaisseaux, le *rete mirabile*. Sa fonction était de métamorphoser le *pneuma* vital en *pneuma* psychique ou cérébral et il transposa ce système chez l'homme. Dans sa conception de la circulation, il donnera un rôle clé au foie qui assure la production continue du sang et sa distribution à toutes les veines.

Sur le plan anatomique, son tort est de mêler observations et spéculations. Dans plusieurs chapitres de son livre VI, il décrit bien la forme pyramidale ou conique du cœur, sa position dans le thorax. Le rôle du péricarde tunique-membrane, entourant le cœur, rempart protecteur, lui inspire ce commentaire: « C'est une nouvelle œuvre admirable de la nature. » Il décrit la position des gros vaisseaux à la base du cœur, la veine artérieuse (artère pulmonaire), l'aorte, les artères veineuses (veines pulmonaires). La structure particulière du muscle cardiaque ne lui a pas échappé: « Le cœur est une chair dure, constituée de fibres de diverses espèces, droites, transverses, ou obliques. La substance même du cœur a été créée pour être forte et résistante. » La structure différente, épaisse du ventricule gauche, mince du ventricule droit, le frappe. Les colonnes charnues, les valvules, sont correctement détaillées. Il constate la présence dans les ventricules de quatre ouvertures, deux à chaque cavité, l'une pour introduire le sang, l'autre pour l'expulser. Il décrit les valvules sigmoïdes, les membranes de l'artère pulmonaire, de l'aorte et de la valve auriculo-ventriculaire droite tricuspide. À la base du ventricule gauche, écrit-il, un grand orifice comportant trois membranes sigmoïdes s'ouvre sur la grande artère donnant naissance à toutes les artères de l'animal. L'oreillette gauche lui apparaît comme un diverticule des veines pulmonaires, l'orifice mitral avec ses deux épiphyses membraneuses, retenues par des ligaments solides, faisant donc partie de l'orifice de l'artère veineuse (veines pulmonaires). Il détaille assez bien les vaisseaux coronaires, « la veine qui couronne le cœur qui a son origine en dehors des membranes » (les valves sigmoïdes), et il précise que les artères naissent de la partie gauche du cœur et de la grande artère. Sa grande méprise est la description de communications, de perforations entre les colonnes charnues, les cryptes, de la cloison interventriculaire. Il souligne toutefois la difficulté de les mettre en évidence à cause de leur ténuité et parce que « sur le cadavre tout est refroidi et affaissé ». Il distingue parfaitement sur le plan anatomique, à la périphérie, veines et artères, les veines sortant du foie, les artères du cœur. Leur texture est différente et il constate qu'au niveau des poumons la nature a échangé la structure des vaisseaux.

Le sang existe sous deux états, veineux et artériel: le sang artériel léger, ténu, bouillonnant, chargé de *pneuma*, transporte la chaleur; le sang veineux provenant des aliments et produit par le foie distribuant les nutriments. Le sang veineux constamment renouvelé à partir du foie nourrit l'ensemble du corps, le poumon par l'artère veineuse et le cœur. Issu du ventricule gauche, le sang artériel est conduit par le système aortique à la périphérie où les deux sangs sont consommés par les tissus, ce qui implique à l'évidence un constant renouvellement.

Son traité, *De l'utilité des parties du corps humain*, est une analyse de la fonction des organes et représente une louange constante aux merveilles de la création.

De la pratique anatomique il valide la vision platonicienne de l'âme tripartite qu'il situe dans le cerveau, le cœur et le foie. Il considère que l'âme prédominante – seule véritable âme – est l'âme pensante, localisée dans le cerveau. Il montre que la structure des organes est adaptée à leur fonction, et donne un rôle important, extravagant, à des facultés naturelles particulièrement magiques. Son imagination est alors sans limite : l'estomac et l'intestin par exemple ont la faculté d'attirer les aliments, le foie celle d'attirer les produits de la digestion. Les facultés naturelles sont variées, surprenantes, « attractrices, assimilatrices, expulsives », etc. Dans le foie, les aliments apportés par la veine porte sont transformés en sang à cause de la faculté « sanguinifique » de cet organe, liée à sa structure même et à sa chaleur naturelle. La chair du foie est du sang épaissi. Une véritable cuisson transforme en sang les aliments apportés par les veines. Galien fait toujours jouer un rôle important à la chaleur. Fabriqué et purifié, le sang nourrit les différentes parties du corps, se distribue à la périphérie. Il se déplace du fait de la contraction des veines et des artères et de l'attraction des différents viscères pour leur nourriture. Le deuxième appareil fondamental dans son schéma erroné de la circulation est constitué par le cœur, les artères et le poumon. Cet appareil « respiratoire » assure la production de la chaleur vitale par le cœur, sa modération constante par l'air venu des poumons et sa distribution aux différentes parties du corps sous la forme de ce curieux *pneuma* vital, sang artériel, léger et bouillonnant. Si avec Galien disparaît la notion d'air dans les artères, il conserve au ventricule gauche sa fonction créatrice de chaleur innée, assurant une véritable coction. Traitant des blessures artérielles, il a noté que le sang jaillissait avec force et de manière pulsatile, mais il attribue ce fait aux propriétés contractiles des artères. Les théories de ce schéma circulatoire sont énoncées dans son traité *De usu partium*, bible de l'enseignement des médecins pendant des siècles.

Dans sa conception, une partie du sang, à la sortie du foie, remonte au cœur par la veine cave, l'autre partie se distribuant aux membres et aux parties basses du corps. Dans le cœur droit, plusieurs courants se constituent : une partie du sang est dirigée vers la tête et les membres supérieurs, une autre gagne le ventricule droit pour nourrir les poumons, l'autre le ventricule gauche par les pores qui laissent transsuder le sang d'un ventricule à l'autre. L'air qui arrive des poumons par les veines pulmonaires se mêle au sang. Dans son schéma, Galien émet l'hypothèse de communications entre les artères et les veines pulmonaires.

La description de la cloison interventriculaire est un mélange d'observation exacte et d'interprétation fantaisiste. Sa structure anfractueuse lui tendait un piège et il interpréta l'état anatomique en fonction de ses élucubrations physiologiques. « Les petites fosses qui apparaissent au niveau de la cloison ont été créées en vue de l'échange mutuel du sang veineux et du *pneuma*. »

Il faut noter dans ce schéma illogique l'absence de circulation de retour, les deux sangs coulent parallèlement en vertu de la fonction répulsive du foie et du cœur et aussi de la force attractive des parties du corps, ce qui implique leur renouvellement constant. Les artères ont une vertu contractile (« pulsifique ») et une fonction de rafraîchissement.

Il conçoit que les ventricules exercent une force d'attraction et d'expulsion du sang veineux et du *pneuma*. « Le cœur se dilate lorsqu'il veut attirer une substance utile, se replie sur lui-même lorsqu'il jouit des substances attirées, se contracte lorsqu'il se hâte d'expulser le résidu de ses substances. Ce double mouvement du cœur, rythmique, perpétuel, de systole et de diastole est indépendant de la volonté. » Galien, pour étayer ses conceptions, parle de l'incontinence de la valve mitrale, du reflux du sang du cœur dans le poumon, du ventricule gauche dans le ventricule droit. Il décrit des mouvements de va-et-vient dans les vaisseaux pulmonaires et des anastomoses entre les veines et les artères pour que le sang veineux issu du foie parvienne d'une manière ou d'une autre dans les cavités gauches. La différence de calibre entre l'aorte et l'artère veineuse (pulmonaire) est un argument pour expliquer le passage du sang des cavités droites vers le cœur gauche. Cette physiologie complètement fausse, fruit de son imagination débordante, s'associe à des contradictions. La manière dont le *pneuma* est élaboré dans le cœur est un mystère. Il résulterait du réchauffement de l'air inspiré, du mélange des sangs venus du ventricule droit et des vaisseaux pulmonaires. Son rôle vital est peu compréhensible, tout ce qui appartient à la nutrition dépendant du foie. Et le *pneuma* participerait à la genèse des mouvements involontaires propres à certains organes.

♦ Pathologie

L'étude des causes et la genèse de la pathologie cardiovasculaire dans l'œuvre de Galien demeurent assez confuses.

Faisant appel à des notions hippocratiques sur le déséquilibre des humeurs, il tente de définir les tempéraments et les idiosyncrasies, termes appelés à une grande fortune. Les humeurs sont caractérisées par les quatre qualités primordiales définies par Hippocrate : le sang est chaud et humide, le flegme froid et humide, la bile noire issue de la rate, froide et sèche, la bile jaune, chaude et sèche. Leur excès, leur défaut ou un vice dans leur composition sont la cause des maladies. Les saisons jouent un rôle : les maladies dues à un excès de flegme ou de bile noire surviennent en hiver, la pléthore au printemps, l'excès de bile jaune en été. L'extrême complexité de la pathologie s'explique par l'intrication des désordres, des déséquilibres qui concernent plusieurs humeurs ou leurs qualités, et s'associent aux altérations du tempérament. À côté de cette conception humorale de la pathologie, Galien fait appel aux altérations de la structure ou de la fonction de certains organes. Il se réfugie dans un verbiage confus et donne libre cours à son imagination dès qu'il tente de présenter des causes rationnelles. L'esprit dogmatique de Galien, son talent, sa culture, une certaine cohérence dans sa vision et ses conceptions ont fait considérer son œuvre comme un évangile intangible, traversant les siècles sans que personne, avant longtemps, n'ose le contredire.

Le raisonnement diagnostique de Galien est fondé sur un examen complet du malade mettant en jeu tous les sens du médecin. Sa méthode est fondée sur l'observation, l'expérience et la raison. Un dialogue avec le patient et son entourage sont indispensables à l'élaboration du diagnostic et du pronostic. Tous les sens y participent : la vue, qui permet l'observation, est privilégiée. On tiendra compte de l'attitude, de la coloration du visage, des yeux, de la langue, des excréments, de l'urine. L'application des mains évalue la chaleur, le refroidissement, la sècheresse de la peau. L'ouïe appréciera la tonalité de la voix, les caractères de la toux, les bruits de la respiration. Le goût ne joue pas de rôle, Galien ne goûte pas les urines ou la sueur.

Galien est prolixe et d'un grand raffinement dans l'étude du pouls : les seize livres qu'il rédigera dans les années 170 se répartissent en plusieurs opuscules et lettres, où il définit les termes du débat, reprend et critique des notions antérieures, examine les diverses théories, les classifications en cours. Il étale son érudition et rejette avec suffisance des théories d'auteurs précédents. Dans le traité *Du diagnostic des pouls*, il explique comment les rechercher, les analyser. C'est une description minutieuse, d'une obscurité totale, où il tente de définir la plénitude, l'ampleur, la régularité en individualisant de nombreuses variétés : *longus*, *brevis*, *altus*, *humilis*, *celer*, *vehemens*, verbiage qui apporte peu d'informations précises. Galien rappelle que les artères contiennent du sang issu du ventricule gauche, mais il croit que la contraction et la dilatation artérielle sont deux mouvements distincts. La dilatation de l'artère, première composante du pouls, aspire l'air qui va rafraîchir le sang. La contraction, qu'il appelle aussi systole, est le second mouvement qui mobilise, évacue des scories. Mais une certaine indulgence s'impose : à cette époque, en l'absence d'outillage spécifique, l'étude des relations chronologiques entre les contractions cardiaques et artérielles relevait de l'impossible. Quel sens donner aux diverses modifications du pouls ? C'est le thème d'un autre livret, *Pronostic à partir du pouls.*

En s'appuyant sur des exemples puisés dans ses lectures ou dans sa pratique, il tente avec fantaisie de relier les altérations du pouls à des maladies. C'était une tâche évidemment impossible, mais il a le mérite de mettre en lumière que le médecin doit tenter de comprendre le processus dans son ensemble, de s'aider de ses lectures mais aussi des données de l'expérience et du raisonnement.

♦ Quels sont les apports de Galien à la connaissance de la pathologie et de la thérapeutique ?

Par rapport à la richesse de ses descriptions anatomiques, de ses théories philosophiques, ses apports dans le domaine de la thérapeutique cardiovasculaire sont très modestes. Il a discerné les liens entre la dyspnée et les atteintes cardiaques, évoque les dyscrasies légères ou sévères du cœur, leurs relations avec des modifications des battements cardiaques. Dans son traité *Des lieux affectés*, il décrit des inflammations du péricarde, leurs rapports avec le cœur, les possibilités d'épanchement séreux ou purulent. Chez l'animal, il a constaté des épanchements péricardiques abondants et souligne leur rôle délétère sur la dilatation et le remplissage cardiaques. Au cours de ses activités de médecin de l'arène et des gladiateurs, il eut l'occasion d'observer des plaies thoraciques et il a pu constater la gravité des plaies du cœur, le caractère inexorable des lésions du ventricule gauche.

Dans le domaine thérapeutique, son apport est infime, pour ne pas dire inexistant. Il tente d'appliquer la doctrine d'Hippocrate du traitement par les contraires. Cette attitude était condamnée d'avance puisqu'on ignorait complètement ce qu'était une maladie et ce qui pouvait être son contraire. Il est difficile de comprendre le cheminement de sa pensée dans quelques conseils surprenants et la finalité de certains principes. Galien s'est efforcé de déterminer l'activité de quelques remèdes, leurs rapports avec les quatre propriétés fondamentales des humeurs, leur élimination devenant le premier devoir du médecin. Point important, Galien insiste sur le rôle fondamental du régime, mais dans ce domaine aussi certains aliments conviennent ou exacerbent telle ou telle affection de manière assez fantaisiste. Parmi les nombreuses substances conseillées, la plus efficace est probablement le pavot. La base des traitements est fondée sur la déplétion, les saignées, les purgations, les ventouses, les diurétiques, qui permettent d'éliminer les excès de sang, d'eau, de bile, de flegme.

Malgré des conseils curieux ou extravagants, il y a une certaine cohérence entre ses doctrines, ses conceptions pathogéniques et ses idées thérapeutiques. En revanche, sa suffisance s'étale tout au long de ses écrits : « Ayant exercé la médecine jusqu'à la vieillesse, jamais jusqu'à ce jour je n'ai eu à rougir d'un traitement ou d'un pronostic, ce que j'ai vu arriver à des médecins très illustres. »

L'influence du médecin-philosophe, pour la postérité, a été déterminante et, pendant des siècles, il est resté le maître à penser de tous les médecins. Ses textes ont été des références intangibles dans le monde gréco-romain, au Moyen-Orient et en Europe. Les liens qui rattachent la philosophie à la médecine ne se distendent jamais et il invoquait ses découvertes dans le domaine médical pour exposer et résoudre des problèmes philosophiques. Chez Galien, la philosophie fait partie intégrante de l'art de soigner.

– *La médecine à Byzance*

Malgré l'essor de la civilisation byzantine, les terribles épidémies de peste, les guerres incessantes, les luttes intestines rendent compte d'une véritable régression. Alexandrie continue d'être le principal centre d'enseignement et de formation médicale où les médecins de l'époque vont toujours se former. Quelques personnalités émergent tel Oribase qui domine cette période : il ne paraît pas s'intéresser particulièrement à la circulation mais aux syncopes, aux tumeurs malignes. Alexandre de Traille fut un médecin réputé qui a fait école et formé de nombreux élèves. Il a laissé un énorme traité de pathologie et de thérapeutique, mais les affections cardiaques ne retiennent pas son intérêt. Il a décrit les fièvres tierces palustres, les abcès du foie dysentérique et différents types de dyspnée chez l'homme. Il s'efforce de bien définir les indications de la saignée à réserver aux patients dyspnéiques et pléthoriques. Recommandant chaque fois que cela paraît possible un traitement étiologique, il fut un artisan de l'effort physique, de la sobriété alimentaire et surtout de l'exercice pour modérer les symptômes.

En fait, si les médecins abondaient à Byzance, aucun ne laissa une œuvre importante ou des idées novatrices dans le domaine cardiovasculaire. Les séismes, les guerres, les grandes épidémies de peste se succédèrent et il semble que des dispositifs hospitaliers quoique médiocres se soient développés. La puissance de l'Église, sa mission charitable, aident à la fondation de quelques hôpitaux sous l'égide de religieux.

Des travaux de compilation d'Hippocrate, des médecins et anatomistes grecs, des œuvres de Galien demeurent, abordant des descriptions imagées du pouls, les indications des saignées, le traitement des anévrysmes vasculaires. L'apport de la médecine byzantine paraît maigre dans tous les domaines, cardiovasculaire en particulier: on ne discerne aucun progrès notable, la tradition galénique allait se transmettre dans tout le monde méditerranéen jusqu'à la chute de Constantinople.

2) La médecine islamique

Par sa subtilité, la qualité et la précision de ses descriptions cliniques, l'ampleur de son influence, la médecine islamique se classe comme la plus avancée du Moyen Âge. Elle fut d'origines très diverses, ne s'est pas seulement développée sur le sol arabe car de nombreux médecins, les plus remarquables, étaient iraniens ou même juifs.

Durant les cinq premiers siècles du christianisme, les invasions barbares en Occident, l'antihellénisme zélé de l'Église, firent perdre de nombreux écrits des philosophes et des médecins grecs et latins qui formaient le socle de la culture occidentale. La décadence politique s'est associée à une décadence spirituelle et les connaissances scientifiques et médicales se sont figées ou ont même régressé. Au VIIe siècle, l'essor de l'Islam fut d'abord une période de carnage et de fureur avec un mépris total de toute culture étrangère. L'incendie de la bibliothèque d'Alexandrie en 642 en est le témoignage. Puis, avec le temps, la frénésie s'apaise et le respect des conquérants arabes pour le savoir s'instaure: quelques sages incitent à la traduction et à la préservation des textes de l'époque classique. On a caractérisé la médecine arabe, vu l'importance des traductions, comme simplement une préservation et compilation de l'acquis. Mais ce jugement paraît trop sévère, ne reconnaissant pas dans certains domaines l'apport des médecins qui, par la finesse de leurs observations, l'étendue de leur savoir, l'originalité de leurs conceptions, ont enrichi les connaissances médicales.

Le monde islamique, gardien de la tradition gréco-latine, assembla une masse d'observations dans presque tous les domaines mais essentiellement en médecine, qui se diffusa progressivement en Europe. Avant la Renaissance, il y eut trois grands foyers scientifiques, Bagdad, Le Caire et Cordoue, cette ville prenant une importance croissante avec le déclin progressif de Bagdad. Dans le califat oriental, il faut citer deux personnages majeurs, les persans al-Razi, appelé Rhazès, et Avicenne.

Rhazès naquit en Perse en 830. L'étendue de sa culture, son bon sens, sa sagesse, furent proverbiaux et il eut une énorme influence dans le monde islamique. Par la clarté de sa rédaction, la qualité de ses traductions, il rendit une grande partie de la médecine grecque accessible au monde arabe. Son ouvrage le plus célèbre, *Al-Havi*, était une sorte d'encyclopédie, la somme des connaissances médicales et chirurgicales de son temps. Rhazès est un clinicien qui interroge et examine : il donna des descriptions remarquables des maladies infectieuses, insistant sur l'état cardiaque, l'importance des altérations du pouls et de la respiration sur le pronostic. Il a des principes thérapeutiques empreints d'une grande sagesse, vantant les mérites de l'hygiène, d'une alimentation sobre et affirmant : « Toutes les fois que tu peux soigner à l'aide d'un médicament simple, ne soigne pas avec un composé. Si vous pouvez guérir un malade par la diète, n'ayez pas recours aux médicaments. » Fait original, il nota que, chez certains, le parfum des roses entraînait un malaise, un catarrhe que les auteurs américains et anglais ont décrit à la fin du XIXe siècle sous le nom de « rhume des roses » faisant intervenir un mécanisme allergique. Dans le traitement de l'hydropisie, il recommande les ventouses, les purgatifs et diurétiques, les saignées.

Avicenne fut un savant, expert en grammaire, géométrie, philosophie, astronomie, et un grand médecin. Né en 980, près de Boukhara en Perse, il se révéla très doué et précoce puisqu'à 10 ans la légende veut qu'il savait par cœur tout le Coran. Il avait étudié la philosophie grecque, la logique et la géométrie. Il commença ses études médicales à 18 ans et se révéla rapidement comme un médecin confirmé soignant toutes les notabilités de l'époque. Écrivain prolifique, il rédigea cent cinquante-six livres non médicaux et seize traités de médecine. Son œuvre la plus célèbre est *Al Qanun* (« Le Canon ») demeuré longtemps un classique des universités d'Occident sur lequel d'innombrables professeurs, étudiants et praticiens fondèrent leurs connaissances médicales pendant des siècles. Toutefois, quelque grande qu'ait été l'influence du livre, son importance réelle tient au fait qu'il est la synthèse de la science médicale de l'époque. Il s'agit d'un essai de codification des doctrines médicales d'Hippocrate, d'Aristote et de Galien avec quelques apports et commentaires personnels. Son œuvre est d'une extrême variété. Dans le premier des cinq livres du *Canon*, il expose les principales doctrines médicales, les règles d'hygiène et des conseils thérapeutiques. Il souligna, comme Galien, l'importance du cœur qui donne la vie et le principe de la chaleur naturelle, « qui suit les deux grosses artères » ; sur le plan anatomique, il décrivit fort mal l'anatomie du cœur, pensant qu'il y avait trois ventricules, mais émit l'hypothèse, avec plus de perspicacité, de communications à la périphérie entre veines et artères. On dit aussi qu'il suggérait que le septum interauriculaire présentait un orifice perméable dans la première enfance. On a insisté sur le fait qu'il attachait une importance particulière à l'étude du pouls dont il recommande la palpation au poignet, établissant les rapports entre pouls et état cardiaque. « Lorsque le cœur fonctionne bien, quant à ses battements, c'est signe de bonne santé. » Avicenne se livre alors à des descriptions imagées et fantaisistes des divers aspects du pouls pour noter avec assez de bon sens qu'un pouls faible et paresseux est un signe de pronostic défavorable. Sur le plan thérapeutique, c'est un ardent défenseur de la saignée, basant son volume et ses modalités sur la vitesse et la force du jet sanguin, sur l'état du pouls. Il conseille les plantes diurétiques, céleri, melon, etc. Dans le livre III, il a donné d'intéressantes descriptions des pleurésies, de la jaunisse, a décrit l'engorgement du foie pour lequel il recommande la saignée, et certains voient dans ses travaux une des premières individualisations du foie cardiaque. Avicenne décrit la pléthore, et parle de la « dyscrasie », cause de l'encombrement des artères, bloquant les voies de l'esprit vital, entraînant l'accumulation des humeurs qui conduit à la mort. Avicenne a apporté à la science des notions nouvelles ignorées de Galien. Il a établi l'origine pléthorique des apoplexies. La clarté de ses descriptions cliniques, la pondération de ses conseils, la rigueur de ses exposés, expliquent le succès de ses écrits, qui eurent de nombreuses traductions en latin et en hébreu. Son œuvre a contribué à sauver, de l'Antiquité à la Renaissance, la continuité de la culture gréco-latine.

En 1037, lorsqu'Avicenne, après une vie riche d'aventures, disparaît, à l'âge de 57 ans, l'école de Cordoue est en plein épanouissement. Au xe siècle, sous l'impulsion du grand calife Abd Al-Rahman, de la dynastie des Omeyyades, cette ville était devenue un des plus grands centres culturels de l'Europe. Les médecins y étaient très nombreux et on y comptait une cinquantaine d'hôpitaux. Apparut à cette époque, dans ce califat, la figure d'un esprit original, anticonformiste et assez courageux pour ne pas accepter sans critique les doctrines des grands auteurs du passé : Avenzoar, dont le nom arabe était Abou Merwan ibn Zohr. Né près de Séville, probablement en 1073, il devint un clinicien réputé et un penseur lucide. Comme médecin, il dédaigna les théories fumeuses de l'époque et accorda une grande importance à la pratique. Il manifesta une opinion critique à l'égard de Galien et du *Canon* d'Avicenne, eut des démêlés avec le pouvoir politique, languit dix ans dans les prisons de Marrakech. Après la prise du pouvoir par les Almohades, il eut l'autorisation de revenir en Espagne, devint médecin particulier du sultan et écrivit son œuvre principale, le *Tayzir*, qui fut traduit en hébreu et en latin et eut de nombreuses réimpressions au xve siècle. Une partie est consacrée à la description des affections cardiaques et Avenzoar peut être considéré comme le premier auteur à avoir dénombré les divers épanchements péricardiques. Dans le chapitre « De l'eau qui s'accumule dans la poche du cœur », il décrit les épanchements séreux qui sont associés à une perte de poids, une infection traînante, un mauvais état général pouvant faire penser aux formes tuberculeuses. Plus loin, il fait état des abcès avec des collections purulentes dans le péricarde.

Averroès est né à Cordoue en 1126. Philosophe et juriste avant tout, il s'occupa de philosophie et fut le traducteur et l'interprète d'Aristote durant le Moyen Âge islamique. Il eut longtemps une position politique importante à Cordoue puis au Maroc avant de défendre des opinions philosophiques condamnées par l'Islam. Suivant Aristote, il soutenait qu'après la mort l'âme humaine retournait à la nature universelle. Son principal ouvrage est connu sous le titre *Colliget*, dans lequel il traite de l'anatomie, de la pathologie, de la diététique, d'hygiène et de thérapeutique. Plus philosophe que médecin, il n'émet aucune doctrine originale et n'apporta rien à la connaissance des maladies cardiovasculaires. Enfreignant les règles du Prophète, il préconise l'usage du vin dans les syncopes. Il a tenté de localiser dans le cerveau les facultés cérébrales qu'il reconnaissait: l'imagination, la réflexion et la mémoire. Il eut pour élève Musa ibn Maimuni, plus connu sous le nom de Maïmonide, qui n'était pas arabe mais juif. Suivant à son tour Aristote, il chercha à concilier la foi et la raison, refusa en partie la tradition rabbinique et s'attira l'hostilité de ses coreligionnaires les plus orthodoxes et des musulmans. Il dut quitter Cordoue et s'installa en Égypte où il devint le médecin particulier du fils de Saladin. Abandonnant philosophie et Talmud, il gagna sa vie en devenant un praticien célèbre et, dit-on, Richard Cœur de Lion essaya de l'engager comme médecin personnel, sans succès. Il a laissé, parmi de nombreux traités médicaux, une traduction des écrits de Galien, des aphorismes d'Hippocrate, un *Livre des préceptes* sous forme de lettres à Saladin où il aborde

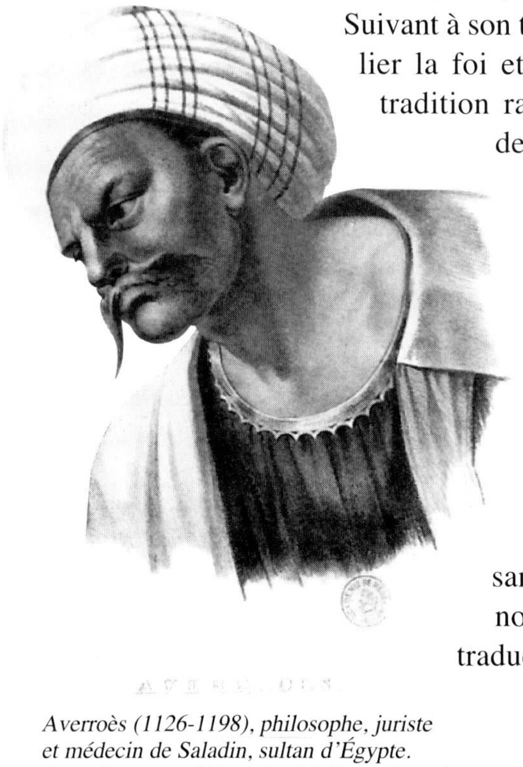

Averroès (1126-1198), philosophe, juriste et médecin de Saladin, sultan d'Égypte.
© Assistance publique des hôpitaux de Paris.

des règles de diététique et d'hygiène. Dans la description de la pharmacopée, il reprend les travaux de Dioscoride, vante les vertus des plantes diurétiques entre autres. Les traductions des écrits de Maïmonide en hébreu et en latin furent largement diffusées à l'époque chrétienne et servirent à la formation de nombreux médecins au Moyen Âge et à la Renaissance. Avec zèle, ces quelques médecins de l'Islam – car parmi d'autres on ne peut tous les citer – ont recueilli, traduit, coordonné et diffusé la science médicale et les textes classiques en voie de disparition.

En fait, le médecin arabe dont la contribution au progrès de la cardiologie fut la plus importante fut, au XIIIe siècle, le Damascène Ibn al-Nafis qui bouleversa les conceptions acquises sur la circulation du sang. Ibn al-Nafis, qui enseigna la médecine à Damas et au Caire, écrivit des commentaires des textes d'Hippocrate et d'Avicenne et mentionnait comment le sang issu du ventricule droit est épuré dans le poumon pour être mélangé à l'air. « Quand le sang a traversé le ventricule droit il doit atteindre le ventricule gauche, où le *pneuma* se forme. Mais entre ces deux ventricules, il n'y a aucun passage parce que la substance du cœur est compacte, en ce point. Il n'y a pas de passage visible, comme certains le supposent, ni passage invisible qui servirait à faire passer le sang au travers, comme le pensait Galien, parce que les pores du cœur sont là étroitement placés et que sa substance est ferme. Ainsi ce sang, une fois épuré, doit certainement atteindre les poumons par la veine artérielle pour se répandre dans leur substance et se mélanger à l'air, afin que ses éléments les plus fins soient clarifiés, et pour pouvoir atteindre l'artère veineuse et de là le ventricule gauche. » Ibn al-Nafis décrivait avec assurance l'absence de communication et de porosité du septum, et en tirait des conclusions logiques sur le rôle du poumon dans la transformation du sang. Il eut aussi la prémonition du rôle des artères coronaires dans la nutrition du muscle cardiaque. Dans le monde islamique et les milieux médicaux au Moyen Âge, ces travaux n'eurent aucune diffusion, aucun retentissement, et les idées de Galien perdurèrent. Peut-être Michel Servet, au XVIe siècle, eut-il connaissance de la conception d'Ibn al-Nafis, comme nous le verrons.

L'Islam surpassa la société chrétienne dans le domaine du système hospitalier. Les plus connus des grands hôpitaux du Moyen Âge étaient établis à Bagdad, à Damas et au Caire. Les médecins y pratiquaient leur enseignement et l'étude approfondie des cas les plus rares, leurs observations étant rassemblées et conservées pour l'enseignement. Les traducteurs arabes et juifs jouèrent un rôle majeur, établissant des ponts entre la science grecque, latine, juive et le monde chrétien. Mais le respect aveugle, intangible de l'Antiquité était une règle, avec de rares digressions. La civilisation arabe commença à décliner quand les premières universités européennes ouvrirent leurs portes.

Salerne, ancienne colonie romaine, fut considérée comme un lieu très privilégié de cures thermales et comme une grande école de médecine. Appelée « cité de la médecine » par Thomas d'Aquin, elle fut un centre de soins estimé et un centre de formation extrêmement réputé. Les leçons étaient dispensées en plusieurs langues, de l'hébreu en passant par le latin, le grec et même l'arabe. L'apogée de l'école paraît se situer au XIe siècle, lorsque commença à se faire sentir l'influence de Constantin l'Africain, homme de très vaste érudition, intermédiaire entre la culture de l'Islam et l'Occident romain, diffusant les travaux d'Avicenne et les textes des médecins arabes. L'enseignement de l'obstétrique, de la chirurgie fut assez poussé, les médecins pratiquaient fréquemment à Salerne des dissections électivement chez le porc, dont l'anatomie était considérée comme proche de celle des humains. L'œuvre la plus connue, collective, de l'école de Salerne, appelée *Regimen sanitatis Salernitarium*, est un très long poème, plein de remarques de sagesse et de bon sens sur l'hygiène, l'alimentation, le mode de vie, qui nous apparaissent de nos jours très banales, sans apporter de fait nouveau.

Les universités se développent partout, les plus célèbres étant celles de Montpellier et de Paris en France, celles de Padoue et de Bologne en Italie ; mais la médecine régresse, l'art de soigner est pris en charge par des clercs et, selon Darenberg, les doctrines médicales sont profondément influencées non par les données de l'examen mais par les dogmes de la religion.

Montpellier se trouvait à la frontière des mondes islamique et latin et fut rapidement un carrefour universitaire ouvert à toutes les influences du monde arabe et gréco-latin. Très indépendante vis-à-vis de l'épiscopat, l'université fut autorisée à inscrire des Juifs, des Espagnols et des Arabes au même titre que des Languedociens. Arnaud de Villeneuve eut le mérite de commenter les opinions de Galien, de traduire les textes d'Avicenne et d'Avenzoar. Se référant à Galien, il reprit les descriptions classiques du cœur et écrivit un excellent manuel médiéval de pratique médicale. Le traitement des maladies demeure un mélange bizarre de savoir et de mysticisme découlant de la conception classique des humeurs. Ce qui comptait, c'était le rétablissement de l'équilibre général. Les purgations, les saignées, les sangsues, les plantes médicinales étaient largement employées. Mais médecine et chirurgie se séparent, l'anatomie est abandonnée. Guy de Chauliac, à Montpellier, plaide pour la reprise des dissections et arrive à obtenir de l'Église de rares autorisations de dissection de corps de suppliciés.

3) La Renaissance, les médecins humanistes, les anatomistes

Après le long enlisement du Moyen Âge, dans le domaine de la médecine comme dans celui des lettres, des arts et de la pensée, le monde occidental va subir de profondes transformations. Sur le plan religieux, la Réforme va lentement entamer l'autorité inébranlable de l'Église romaine catholique, et une formidable effervescence va apparaître dans tous les domaines. Le monde fini de Platon et d'Aristote s'agrandit avec les découvertes et les conceptions de Copernic. Les progrès des connaissances maritimes, l'invention de la boussole, le génie de Christophe Colomb entraînent la découverte du Nouveau Monde. L'imprimerie permet la diffusion des connaissances et intensifie les relations entre les hommes. Les centres universitaires transmettent par l'enseignement verbal la connaissance, facilitent les échanges et le livre permet la diffusion du savoir. L'humaniste du XVIe siècle semble porter un regard nouveau sur le monde et sur l'homme. Il commence à remettre en cause un certain nombre de dogmes hérités des grands penseurs et des médecins de l'Antiquité, à briser le carcan des auteurs classiques. S'il garde un profond respect pour l'autorité, les conceptions des Anciens, il se permet quelques critiques. Le XVIe siècle est le siècle des anatomistes, avec une constellation de noms célèbres dont les découvertes sont immortalisées dans les traités modernes. Leurs noms sont profondément ancrés dans nos mémoires et ont été répétés tout au long de nos études médicales.

À l'aube de la Renaissance, l'homme avait une connaissance très imparfaite du corps humain, ceci résultant des interdictions religieuses édictées à propos des dissections. Après Hérophile et Érasistrate, Galien avait disséqué de nombreux animaux, transposant à tort le résultat de ses recherches à l'anatomie humaine. À côté de faits précis et véridiques, il avait énoncé, en donnant libre cours à son imagination, des conceptions physiologiques fantaisistes respectées pendant des siècles.

Dans les États chrétiens du Moyen Âge, la violation des sépultures et la dissection des cadavres étaient un crime. De lourdes sanctions étaient possibles et les cadavres étudiés étaient pour la plupart ceux de criminels condamnés à mort que la famille ne réclamait pas. Progressivement, une certaine tolérance s'institua de la part de l'Église, le carcan se brisa, les premiers amphithéâtres d'anatomie se créèrent: à Padoue pour Benedetti, en France à Montpellier (1551) pour Guy de Chauliac et ses élèves, et finalement à Paris (1601). À Bologne, cité novatrice, dès la fin du XVe siècle, l'enseignement de l'anatomie était parfaitement codifié. Différents procédés didactiques étaient utilisés: soit le maître lui-même disséquait devant ses élèves, soit, de sa chaire dominant le cadavre, il commentait la dissection aux mains d'un assistant, en lisant les textes classiques. La représentation plastique du corps humain s'inspira d'une esthétique plus réaliste et les planches anatomiques de plus en plus précises se multiplièrent. L'éducation des futurs médecins demanda progressivement des dessins, des figures anatomiques que les techniques de l'imprimerie et le talent des artistes permirent de diffuser et qui demeurent des œuvres d'art à notre disposition. Michel-Ange, Dürer, et surtout Léonard de Vinci ont laissé des planches merveilleuses.

Bien qu'il ne fût pas médecin, Léonard de Vinci s'est montré, dans la réalisation du dessin anatomique, un maître prestigieux. Sa curiosité scientifique, son souci de la précision, fondé sur des dizaines de dissections, font de son œuvre un outil essentiel à l'époque dans la connaissance du corps humain. Il utilisa des techniques personnelles devenues courantes à notre époque. Léonard a laissé une cinquantaine de planches sur le cœur et les vaisseaux, d'une grande précision, conservées à la bibliothèque du château de Windsor et récemment exposées au Louvre. Il dessine parfaitement les deux ventricules, les oreillettes et auricules correspondants, les muscles papillaires, les cordages et la bandelette ansiforme. Il situe et dessine parfaitement l'origine aortique des artères coronaires. Ses dessins sont réalistes mais ne comportent aucune dénomination ou des appellations très incomplètes, ce qui lui interdit d'être considéré comme un véritable anatomiste. Léonard de Vinci, véritable précurseur non médecin de la physiologie cardiaque, avait calculé le volume ventriculaire, le nombre de systoles par heure et le poids du sang dans les cavités.

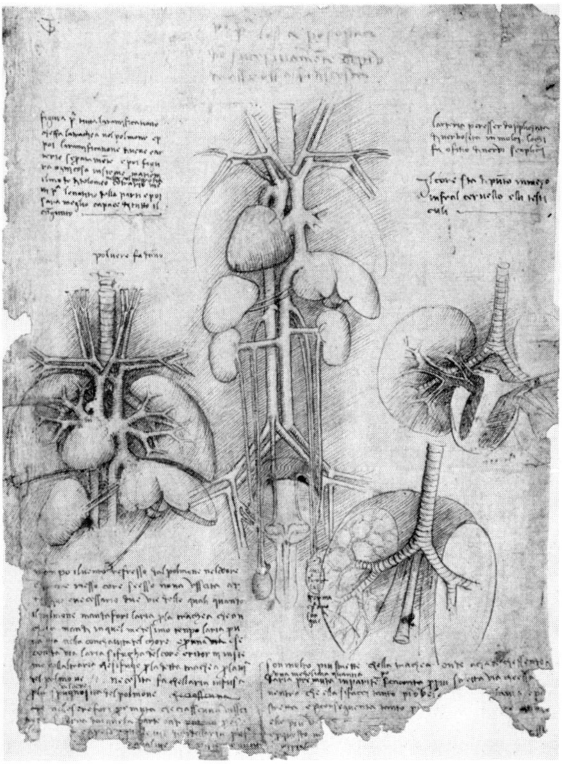

Dessin de Léonard de Vinci (1452-1519). Études anatomiques du ventre et de la poitrine, 283 x 219 mm, extrait de L'Atlas des études anatomiques, *château de Windsor, bibliothèque royale.*
© AKG-images.

Fernel est une figure médicale importante de la Renaissance. Il fit ses études médicales à Paris et devint professeur de cette université en 1530. Anatomiste habile, minutieux, il laissa des travaux anatomiques importants, mais ses conceptions de la circulation suivirent fidèlement et aveuglément les schémas de Galien. Le foie conservait un rôle clé produisant le sang et l'envoyant dans tout le

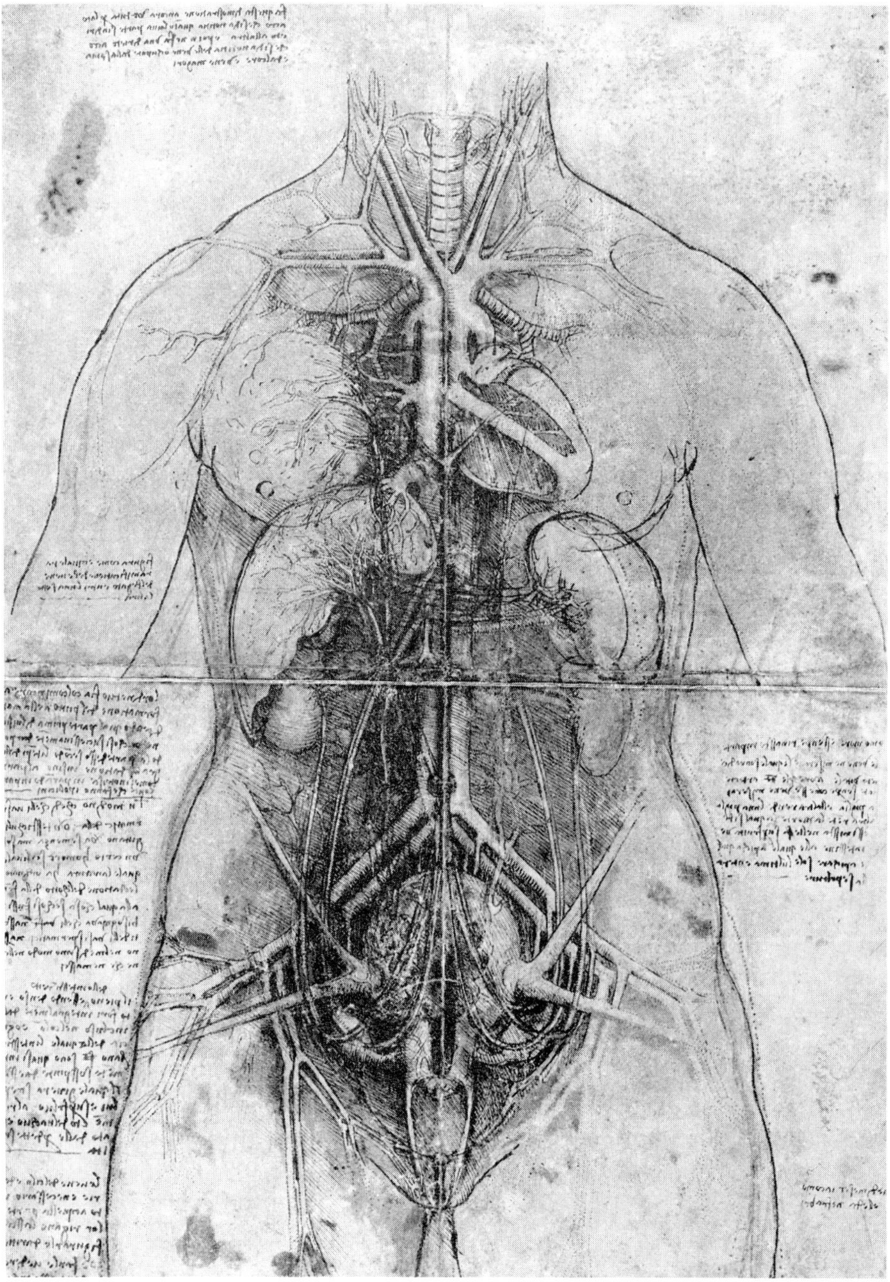

Dessin de Léonard de Vinci. Études anatomiques, section représentant les organes principaux et le système artériel de la femme, 476 x 332 mm, extrait de L'Atlas des études anatomiques, *château de Windsor, bibliothèque royale.*
© AKG-images.

système veineux pour nourrir l'organisme, le cœur ayant pour lui deux cavités fonctionnelles, les oreillettes restant des diverticules veineux très accessoires. La diastole était la phase active de la révolution cardiaque, aspirant le sang pour le remplissage, les artères possédant une fonction contractile et motrice sur le contenu sanguin. Dans son traité *Medicina*, il fut plus novateur, tentant de classer la pathologie par organes. Il a analysé la symptomatologie des atteintes cardiaques, soulignant la valeur des syncopes, de la dyspnée, des palpitations et des troubles de la diurèse. Il paraît avoir décrit des lésions valvulaires de type endocarditique.

Mais en vérité, le grand nom de l'anatomie, le maître qui demeure indiscuté est André Vésale, qui a contribué au renom exceptionnel de l'université de Padoue. Andries Van Wesel, allemand d'origine, né à Bruxelles en 1514, est l'image d'un de ces esprits curieux allant en Europe d'une université à l'autre pour parfaire ses connaissances. Issu d'une famille de médecins et d'apothicaires, il commence ses études à Paris en 1533 sous la direction de Jacques Dubois, le fameux Sylvius. Réformateur de l'anatomie, il apparaît pour Bariety et Coury le « pionnier de la médecine moderne ». Après un passage à l'université de Louvain, il devint diplômé et lauréat de l'université de Padoue en 1537. Il a publié un ouvrage remarquable qui fit autorité pendant des décennies, *De corporis humani fabrica*. Dans ce traité, il parachève la description du cœur, en particulier des valves auriculo-ventriculaires, précise la forme très particulière, conique, en mitre, de la valve mitrale. Il conteste prudemment les écrits de Galien, se rendant compte que beaucoup de ses descriptions fondées sur des dissections animales et non humaines étaient erronées, et se permet d'émettre quelques conceptions physiologiques nouvelles. Dès la première édition de son livre, il s'étonne de l'aspect du septum interventriculaire où il ne trouve aucun pertuis. L'énumération des sujets abordés par Vésale conduirait à envisager toute l'anatomie, mais il devint au cours de sa carrière un critique de plus en plus sévère à l'égard de Galien. Dans sa première édition, il en demeure très proche et, décrivant bien la structure des fibres myocardiques, il reste fidèle aux conceptions anciennes, les veines portant le sang aux organes et les artères transmettant l'esprit vital. Ultérieurement, il s'affranchit des descriptions galéniques : « Je ne vois pas comment la plus petite partie du sang pourrait passer du ventricule droit au ventricule gauche à travers le septum – je n'ai jamais rencontré ces conduits qui traverseraient la cloison, bien que d'autres les décrivent au cours de leurs dissections, persuadés qu'ils sont que le sang passe du ventricule droit au gauche. » Il est encore très respectueux, demeure très modeste et n'ose pas affirmer l'erreur de Galien : « J'ai suivi le dogme de Galien non pas que je croie que tout soit conforme à la vérité mais parce que dans un nouvel usage à donner aux organes, je n'ai pas assez confiance en moi et je n'oserai m'écarter de longtemps même de la largeur d'un ongle de la doctrine de Galien, prince des médecins. » Il termina sa carrière comme médecin personnel de Charles Quint puis de Philippe II, souffrit beaucoup de la jalousie de ses confrères espagnols. Il fut accusé à tort par l'Inquisition d'avoir autopsié un homme encore vivant et échappa de peu au bûcher. Il partit en pèlerinage à Jérusalem, en revint malade et mourut en 1564 dans une île de l'Adriatique. Vésale fut un observateur précis et méthodique qui sut se libérer peu à peu des conceptions dogmatiques de Galien. On lui doit une description exacte du système veineux, une connaissance plus précise de l'anatomie du cœur, du médiastin et dans d'autres domaines de l'oreille interne.

Trois auteurs au début du XVIe siècle vont défendre l'idée d'une circulation pulmonaire et remettre en question le schéma général de Galien.

Né en 1511 à Villanueva dans la province de Huesca, contestataire universel, Michel Servet était un esprit farouchement indépendant dont le parcours s'est hélas terminé sur le bûcher. Il quitta rapidement l'Espagne pour la France, alla à Toulouse, suivant un franciscain, Juan de Quintana, qui avait été le confesseur de Charles Quint. Séduit par les idées nouvelles de la Réforme, il était un lecteur assidu et critique de la Bible et, retenant que jamais le mot de « Sainte Trinité » n'y avait été prononcé, il adopta rapidement une position contestataire antitrinitaire. Près de Strasbourg en 1531, il publia son premier traité, *De trinitatis erroribus*. Son livre lui attira ses premiers ennuis, il s'enfuit, se rendit à Paris puis à Lyon où il devint correcteur d'un éditeur connu à l'époque pour ses éditions scientifiques, Treschel. Séduit par la médecine, Servet repartit à Paris et devint docteur en médecine diplômé de cette université où il fut nommé prosecteur d'anatomie. En 1538, de retour à Lyon, il établit des relations épistolaires avec Calvin, publia son ouvrage critique, essentiellement théologique, résolument provocateur, *Magnum opus Christianini Restitutio*, où il contestait violemment la Trinité, les idées de Calvin et... les conceptions anatomophysiologiques de Galien. Il démontrait qu'il n'y avait pas de communication entre les deux ventricules, que le mélange sang subtil – air inspiré s'effectuait dans le poumon et non dans le cœur... En revanche, il ne détruisait pas toutes les erreurs de Galien. Servet eut l'imprudence de passer par Genève où il fut emprisonné, condamné et brûlé avec deux exemplaires de son livre fixés à son flanc, le 27 octobre 1553. Ce livre avait été tiré à mille exemplaires, une très grande majorité disparut et trois seulement sont parvenus jusqu'à nous.

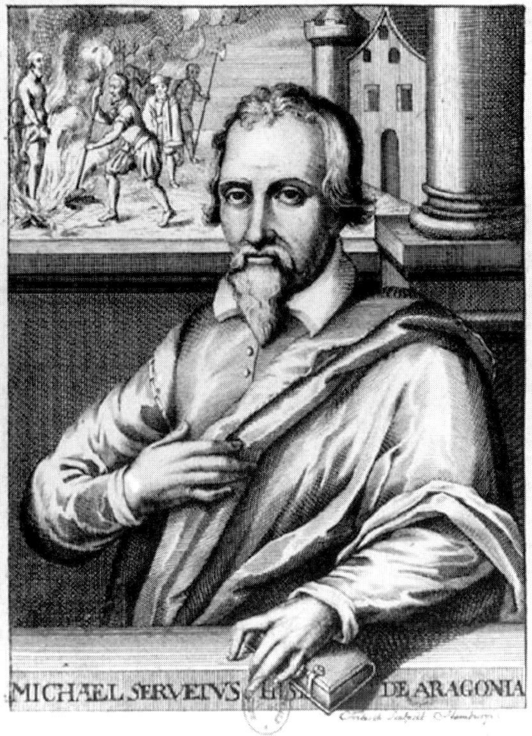

Michel Servet (1511-1553) mit en doute les conceptions de Galien et envisagea la circulation pulmonaire. Gravure de Christian Friedrich Fritzsch (vers 1719-vers 1774), Bibliothèque nationale, Paris, France.
© Bridgeman Art Library.

Professeur d'anatomie à Padoue, successeur dans cette chaire en 1542 de Vésale et de Fallope, Realdo Colombo avait particulièrement étudié le contenu du thorax. Dans son livre, *De re anatomica*, il décrit avec précision la petite circulation et s'écarte totalement des idées galéniques. Il est lui aussi catégorique sur l'absence de communication au niveau du septum, affirme avec clarté « que le sang est conduit par la veine artérieuse au poumon, qu'il subit là une atténuation ». Il pensait que le sang était mêlé à l'air dans les poumons et non dans le ventricule gauche et qu'il était conduit à ce ventricule par l'artère veineuse. Toutefois, dans d'autres domaines, les erreurs persistaient pour la grande circulation, l'auteur soutenait encore le rôle essentiel du foie source du sang, la fonction nourricière étant dévolue aux veines. Mais Colombo eut le mérite de décrire l'activité mécanique du cœur, le fonctionnement simultané des ventricules et le synchronisme des valvules auriculo-ventriculaires.

L'œuvre de Colombo eut une certaine diffusion, sa conception fut étudiée par plusieurs anatomistes ou chirurgiens célèbres et Harvey en eut connaissance.

Un élève de Colombo, le médecin, botaniste et philosophe Andrea Cesalpino, né à Arezzo en 1519, consacra des travaux à la circulation sanguine. Il déposséda le foie d'un rôle majeur dans la circulation, attribua au cœur la fonction et la place principale et paraît avoir prononcé pour la première fois le terme de « circulation ». Il reconnut que le sang contenu dans les grosses veines s'écoulait vers le cœur, mais il n'a pas totalement conçu un système veineux drainant toute la circulation de retour vers cet organe. Mais à côté de nouveautés intéressantes et originales, Cesalpino retombe dans les erreurs de Galien (passage du sang à travers le septum), décrit deux courants mêlés air et sang dans l'artère veineuse et le ventricule gauche. Un profond respect de l'autorité des auteurs anciens persiste.

4) Harvey, le début réel de la connaissance scientifique

Au début du XVIIe siècle tout de même, la connaissance de l'anatomie avait fait des progrès décisifs avec les travaux de l'école de Padoue. En revanche, le fonctionnement du corps humain demeurait assez mystérieux et, pour la physiologie comme pour la médecine, tout ou presque restait à découvrir. Jean Fernel en 1542 avait, dans son traité, *De naturali parte medicinae*, utilisé pour la première fois le mot

« physiologie » qu'il avait défini comme la connaissance « de la nature de l'homme sain, de toutes ses forces et de toutes ses fonctions ». La démonstration brillante en 1628 par William Harvey du mécanisme de la circulation sanguine continue dans un système clos fut une avancée majeure, une des découvertes les plus importantes de la physiologie et même de la médecine. Harvey eut le mérite de faire la synthèse entre différentes notions récentes ou anciennes, les résultats de ses observations et expériences personnelles, ce qui lui vaut une place de choix dans la liste des grands personnages de la médecine.

Il est surprenant de constater que le mécanisme exact de la circulation du sang ait été longtemps ignoré malgré les propositions des quelques novateurs précédemment cités, par la faute du dogmatisme rigoureux des enseignants, asservis à la tradition et aux théories de Galien. Vu l'autorité des anciens, on ne tint aucun compte des révélations de quelques précurseurs qui avaient révélé des failles majeures dans des conceptions erronées.

La publication longuement mûrie de son ouvrage *Exercitatio anatomica de motu cordis et sanguinis* en 1628 à Francfort formule sa découverte, clôt une longue série de travaux anatomiques et bouleverse les conceptions traditionnelles que l'autorité de Galien avait imposées pendant des siècles. Quelles étaient les conceptions admises à la fin du XVIe siècle dans ce domaine fondamental de la physiologie ? Rappelons que depuis Hippocrate et Galien, le foie était le centre formateur du flux sanguin, qu'il synthétisait à partir du chyle nourricier issu du tube digestif et apporté par la veine porte. Chargé d'esprits naturels, le sang gagnait le cœur par la veine cave, traversait le ventricule droit qui l'envoyait dans le poumon par la veine artérieuse où il avait un rôle trophique. Passant dans le ventricule gauche par les pores du septum ventriculaire, le sang se mélangeait à l'air, subissait une « coction ». Le sang artériel, clair et chaud, bouillonnant, se répandait dans l'organisme et était distribué à l'ensemble du corps. Les aberrations de ce schéma sont surprenantes et on se demande comment ces conceptions, établies en véritable dogme, ont pu se pérenniser. Il y avait deux systèmes parallèles et le sang revenait au cœur en rebroussant chemin par les conduits obéissant à un mouvement alternatif. Certes, au XIIIe siècle, le mécanisme de la petite circulation avait été décrit par le médecin arabe Ibn al-Nafis qui, dans ses commentaires du *Canon* d'Avicenne, avait soulevé l'hypothèse d'un passage du sang à travers le réseau pulmonaire et nié la présence de pores, d'orifices dans le septum interventriculaire. « La cloison qui sépare les deux ventricules est plus épaisse que d'autres parties du cœur ; l'opinion que celle-ci est poreuse est fausse. Le passage du sang dans le ventricule gauche a lieu par la voie du poumon. » Cette découverte n'avait eu aucun écho mais, au XVIe siècle, quelques esprits éclairés et novateurs refirent cette découverte. Comme nous l'avons dit, Michel Serveto dit Servet avait affirmé que le sang passait du ventricule droit au poumon par la veine artérieuse, que le mélange air-poumon se faisait dans le poumon et non dans le cœur, cause du changement de couleur. Ces vérités fondamentales associées à l'attaque des thèses de Calvin avaient abouti à la destruction du livre et à la mise sur le bûcher de Servet.

Né le 1er avril 1578 à Folkestone, Harvey a fait des études à la King's School de Canterburry jusqu'en 1593. À 16 ans, il entreprend des études médicales et philosophiques à Cambridge au Gonville College et au Caius College. Proclamé bachelier en 1597, il choisit de poursuivre sa formation à Padoue, alors au zénith de l'enseignement médical, université en relation avec le Caius College de Cambridge. Il part pour cette brillante université italienne en 1588 ou 1600. À Padoue règne en effet une grande indépendance vis-à-vis des doctrines officielles, et des étudiants issus de toute l'Europe viennent suivre les cours de maîtres prestigieux. Les travaux anatomiques de Vésale, de Fallope, de Fabrice d'Acquapendente ont permis des avancées anatomiques importantes.

Fabricius d'Acquapendente dirige les études d'Harvey, l'oriente vers l'anatomie et l'embryologie comparative. Les premiers travaux d'Harvey portent sur la reproduction animale. Il constate, au quatrième jour du développement de l'embryon, l'apparition d'un « point pulsatoire » rempli de sang autour duquel se développent le cœur, les principaux organes et finalement le reste du corps. En 1602, il obtient son diplôme doctoral, sa licence à Cambridge, regagne l'Angleterre et ouvre un cabinet médical à Londres en 1604. Cinq ans après, le Collège des médecins de Londres, grand cénacle de la médecine académique, lui ouvre ses portes. Il devient *fellow* de cette institution et, en 1609, est nommé chef d'un service de l'hôpital Saint-Barthélemy. Il atteint les échelons supérieurs de sa profession ; en 1615, il est chargé de conférences d'anatomie, poste qu'il conserve pendant toute la révolution. Il est un des censeurs du collège, c'est-à-dire chargé de s'assurer, avec trois autres collègues, de l'exercice légal de la médecine. Il oriente la majorité de ses travaux sur la circulation sanguine mais, en 1618, il est nommé médecin personnel du roi Jacques Ier, puis de Charles Ier, qu'il accompagnera dans tous ses voyages. Pendant toute la sanglante guerre civile dont Cromwell sort vainqueur, il est fidèlement aux côtés de son roi. C'est pendant les longues années passées au service de la monarchie qu'il se livre à ses recherches basées sur de multiples dissections et des expériences sur les animaux et qu'il publie ses principaux ouvrages. Considéré comme un des médecins les plus éminents de son temps, vivant dans une époque troublée, il réside à Whitehall auprès de Charles Ier et demeure un ami sincère du roi, qu'il suit dans ses campagnes malheureuses. En 1649, sa santé s'altère, il cesse ses fonctions, sa retraite étant perturbée par de multiples crises de goutte. Mais il continue ses recherches et publie en1651 *De generatione animalium*, terminant sa vie scientifique par l'embryologie comme il l'avait commencée. Il meurt en juin 1657 d'un accident vasculaire cérébral.

Harvey eut le très grand mérite d'avoir recueilli des idées déjà exposées mais encore non admises par les experts et d'avoir construit à partir de ses constatations le schéma de la circulation. De manière géniale, il démontra le rôle de la pompe cardiaque, actionnée par sa force musculaire, et le caractère cyclique de la circulation. Pour l'ordonnance et la rédaction de ses travaux, Harvey part d'une définition : « L'anatomie est la discipline qui traite de l'usage et de la fonction des parties du corps par l'observation oculaire et la dissection. » Il analyse et interprète les phénomènes vitaux, non « du point de vue des philosophes, mais par l'œuvre de la nature » : *per autopsiam non per libros aliorumque scripta.* L'accent mis sur l'observation rejoint l'opinion des successeurs de Vésale, c'était la structure et la fonction des organes qui restaient à découvrir. Il expose ses idées sur le mouvement circulatoire du sang dans un premier traité, les *Lumleian lectures* en 1616. Il se rallie aux conclusions de Realdo Colombo sur le transit pulmonaire du sang et la définition du cœur comme un muscle dont les ventricules se contractent pour chasser le sang en systole. Sa méthode de travail ressemble à celle des chercheurs actuels : il ne veut considérer que les résultats de ses expériences et de ses observations dont il tire avec prudence, modestie et esprit critique des conclusions rationnelles. L'assurance de sa démarche repose sur la confiance qu'il accordait à ce qu'il avait observé lui-même.

Dans son traité de soixante-douze pages, édité à Francfort en 1628, il exprime ses convictions et les résultats de ses travaux. Ce livre frappe par sa concision, l'absence de théories évasives, sa clarté, la modernité de son recours à l'expérimentation : « Les livres ne sauraient remplacer le savoir de l'expérience. » Dans la première partie, il réfute les théories en cours, souligne les contradictions, les incohérences dont souffrent les textes de Galien sur la circulation et le mélange du sang et de l'air dans le cœur : « Comment le sang, l'air et des vapeurs fuligineuses pourraient se rencontrer dans les veines pulmonaires alors que leur incision ne découvre que du sang ? »

Il ne se borne pas à avancer des faits nouveaux, mais il démontre les erreurs du passé, les incohérences des conceptions de ses prédécesseurs. Dans le chapitre II, il établit, en se fondant sur les vivisections, que la systole est l'étape majeure de la révolution cardiaque, « le cœur pendant sa phase d'activité au moment de sa contraction globale rétrécit ses cavités ventriculaires et chasse au-dehors le contenu sanguin ». Les valvules du cœur et des veines imposent la progression du sang dans un seul sens. Il affirme le rôle des oreillettes dans le remplissage des ventricules et, d'après des vivisections, les mouvements des artères et du cœur. L'observation du cœur lent des animaux à sang froid lui permet de rétablir dans les chapitres IV et V le schéma normal : la contraction commence aux oreillettes pour se propager aux ventricules. Muscle actif en systole, le cœur est bien une pompe qui expulse et ne se contente pas d'aspirer le sang : « Le sang pénètre dans les ventricules par la systole des oreillettes et non par l'aspiration due à l'expansion diastolique de la cavité ventriculaire. »

La grande circulation est enfin clairement exposée : « Le sang est propulsé par le ventricule gauche dans les artères et toutes les parties du corps comme par la contraction du ventricule droit dans le poumon. Passant dans les veines, il revient dans la veine cave jusque dans l'oreillette droite et traversant les veines pulmonaires il revient dans l'oreillette gauche. On peut donc appeler ce mouvement circulaire, comme Aristote avait appelé mouvement circulaire le mouvement de l'atmosphère et des pluies... c'est ainsi que grâce au mouvement du sang toutes les parties de notre corps sont alimentées, réchauffées, vivifiées par l'afflux d'un sang plus chaud, d'un sang complet, chargé de vapeurs et de vitalité, d'un sang plus nutritif [...] Arrivé aux différentes parties du corps le sang se refroidit, devient inactif. Ainsi le cœur est le principe de la vie et le soleil du microcosme comme on pourrait appeler cœur du monde le soleil. »

Dans les chapitres VI et VII concernant la circulation pulmonaire, il reconnaît sa dette envers Colombo mais sa démonstration est plus cohérente, plus détaillée. Il réfute et détruit le concept de passage au travers du septum interventriculaire. Ses expériences lui ont démontré que la quantité de sang est trop importante pour que le corps puisse l'absorber en un temps donné et que le foie puisse lui substituer rapidement du sang neuf extrait du chyle alimentaire.

« Si le cœur humain contient une demi-once ou trois drachmes de sang (ce qu'il avait observé sur des cadavres) et si le cœur bat 65 fois par minute, en une demi-heure, il pompe donc cinquante onces ou deux ou trois mille drachmes de sang, masse qui dépasse largement celle que l'on pourrait trouver dans l'ensemble du corps, et pour une journée une quantité énorme, supérieure à ce que pourrait produire le corps à partir des aliments ingérés. »

Dans le chapitre VII, il aborde la petite circulation, rappelle la fonction et le jeu des valvules cardiaques. Il insiste encore sur le fait que du sang arrive toujours, sans arrêt, dans le ventricule droit et qu'il en sort continuellement du ventricule gauche : « Il est impossible qu'il n'y ait pas de passage continu de la veine cave vers l'aorte à travers les poumons et le cœur ». Par la suite, dans les chapitres XI, XII, XIII, il répète qu'il y a un retour veineux et un cycle circulatoire. En coupant l'artère d'un mouton, il calcule la quantité de sang expulsée dans un temps donné et, en observant la circulation veineuse, il démontre que la circulation est un circuit fermé. Les capillaires lui ont échappé, il suppose l'existence de connexions entre les systèmes artériels et veineux à l'aide de ligatures ou de compressions veineuses : « Les veines sont la voie de retour du sang vers le cœur. Ainsi aux extrémités du corps le sang passe des artères dans les veines soit par des anastomoses soit en s'infiltrant dans la porosité du tissu… Nous rendrons donc évident que le sang accomplit un circuit par lequel il va du centre à la périphérie et de la périphérie au centre. » Pour parachever sa démonstration anatomique, Harvey établit que les valvules des veines contraignent toujours le sang à remonter vers le cœur. Ayant prouvé la circulation du sang et décrit son parcours, Harvey aborde, dans son chapitre XVI, des phénomènes telle la diffusion des poisons, qui corrobore l'existence d'une circulation.

Si la contribution d'Harvey fut d'une importance extrême pour l'anatomie et la physiologie, elle ne fit guère progresser la connaissance de la pathologie. Ayant apporté la preuve que le sang circulait dans un circuit fermé, l'opportunité du lieu d'une saignée du côté d'une affection ou d'un autre n'avait plus sa raison d'être. Mais beaucoup de médecins ignorèrent pendant longtemps les travaux d'Harvey et la médecine continua à penser en termes d'humeurs et de tempéraments. Harvey avait décrit les ossifications et les rétrécissements de l'aorte abdominale et des artères fémorales de type athéromateux. Chez un de ses patients se plaignant de douleurs thoraciques d'effort, il constata à la nécropsie une grande dilatation cardiaque et aortique.

Malgré l'aspect révolutionnaire de sa publication, Harvey était un conservateur politique et médical et, si son passage à Padoue l'avait rapproché des conceptions d'Aristote contre Galien, il continua à définir le corps comme une machine, un ensemble de parties, d'organes, animé par des forces vitales. Dans les chapitres VII et XV, il expose les raisons de son intérêt pour la circulation et le cœur, qu'il envisage sous l'angle de la finalité. Si Galien attribuait la première place au cerveau, Harvey définit le cœur comme l'organe essentiel de notre corps. « La finalité de la circulation, écrit-il, est de véhiculer le sang porteur de vie à la périphérie du corps, puis de le ramener au cœur qui se charge de le revivifier. » Ce passage traduit la permanence de la conception des classiques et Harvey partage la vision finaliste d'Aristote et de Galien.

En synthèse, la partie la plus originale et révolutionnaire de l'œuvre d'Harvey demeure la description précise et irréfutable du schéma de la circulation générale et de la petite circulation : « Le sang tout entier, en quelque endroit où il se trouve, s'écoule continuement et continuement au cœur pour revenir au cœur. Il ne peut sans inconvénient demeurer sur place bien que, j'en conviens, ce mouvement se fasse tantôt plus rapide, tantôt plus lent en quelques endroits. » Harvey démontre le rôle clé de la systole qui expulse le sang du ventricule. Il souligne que la pulsatilité des grosses artères n'est pas due à une contractilité, une motilité propre, mais à « l'impulsion que leur imprime l'ondée sanguine. Le sang jaillit durant la phase de dilatation du vaisseau ».

– La querelle des opposants

Ces vérités paraissent aujourd'hui élémentaires, mais elles constituaient une révolution bousculant les dogmes transmis de génération en génération et les conceptions des grands anciens. Dans la plupart des pays européens, des critiques souvent acerbes s'élevèrent contre les idées novatrices d'Harvey. Un débat passionné s'instaura, les critiques défendant avec obstination les théories galéniques. Une véritable querelle des Anciens et des Modernes s'institua avec de rares partisans mais de nombreux opposants, imprégnés de la tradition, issus de la médecine officielle, en particulier deux doyens successifs de la très conservatrice Faculté de Paris.

Primrose, diplômé de la faculté de Montpellier mais vivant en Angleterre, défenseur farouche de Galien, riposta dans son traité, *Exercitationes et animadversiones in librum de motu cordis et circulatione saguinis adersus Guillelmus Harveum*, paru en 1630. Il défendait encore et toujours le passage du sang au travers du septum interventriculaire, l'absence de pertuis visible étant liée aux modifications cadavériques : le muscle se rétracte sur le cadavre. « La preuve que l'air arrive au cœur, que le cœur attire l'air vient d'une expérience même du grand Vésale. »

« Sur la circulation artérielle, la section d'une artère entraîne tout ensemble, pénétration de l'air extérieur et le rejet de l'air contenu. » Réfutant la notion de retour veineux centripète, il conclut en faisant référence à l'autorité d'Aristote « qui a tout observé et personne ne doit oser venir après lui ».

Un autre anatomiste, Parisanus, se livre à une critique violente. Avec des arguments illogiques et tendancieux, il soutient que c'est le cœur qui attire l'air des poumons dans ses cavités en se dilatant, insistant sur l'inutilité des valvules veineuses : « Il y en a un grand nombre, elles sont donc inutiles. » Jean Riolan le Jeune (1580-1657), anatomiste réputé, fut un des plus sévères adversaires des thèses d'Harvey. Il s'obstina à défendre le passage transseptal du sang, et à nier la petite circulation. Par la suite, il publia un compromis en 1649, admettant la possibilité d'une circulation très lente, faisant état d'une stagnation incompréhensible du sang dans les ramifications vasculaires du mésentère. Il fondait ses critiques sur le fait que pendant la vivisection, au moment de la mort, le cœur accumulait le sang dans ses cavités, les expériences d'Harvey étant les causes mêmes des effets observés.

Après un long silence, Harvey répond par deux longues lettres courtoises, *Second essai en l'honneur de Jean Riolan*, où le médecin anglais expose à nouveau clairement et complète sa doctrine. Il ne cesse de répéter que les livres ne sauraient remplacer le savoir de l'expérience, que théories et conceptions doivent être soumises au contrôle de nombreuses observations ; plus acerbe, il écrit : « Quiconque désire apprendre doit commencer par voir tout ce qui est visible, vérifier ce qui apparaît aux sens et aux regards [...] et pour certains ce dont ils devraient demander confirmation à la dissection et créance à l'autopsie, les imbéciles et les incapables s'appliquent à le renverser ou à l'asseoir sur des arguments dialectiques qu'ils vont chercher bien loin ! »

Quelques notions nouvelles apparaissent, dans ces lettres, sur le rôle de l'expiration qui « sert à ventiler et à purifier le sang ». Il remet en question son concept antérieur du cœur source de chaleur : « C'est le sang qui donne plus qu'il ne reçoit de la chaleur. » Il ne voit plus le cœur comme une source de fermentation, source de vie, mais c'est le sang qui est porteur d'une chaleur « innée » dont l'origine demeure mystérieuse.

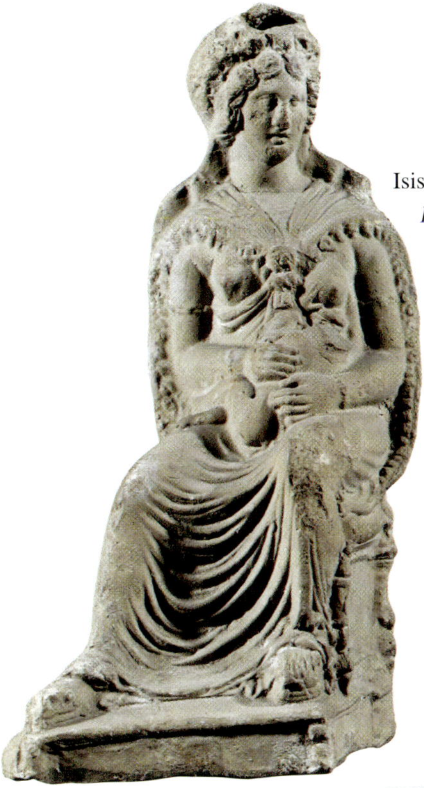

Isis allaitant Horus. *Isis, la déesse de la guérison, la mère nourricière. Terre cuite de la période hellénistique, vers – 320-1er siècle av. J.-C., Alexandrie, Égypte, département des antiquités grecques et romaines, Paris, musée du Louvre.*
© Erich Lessing/AKG-images.

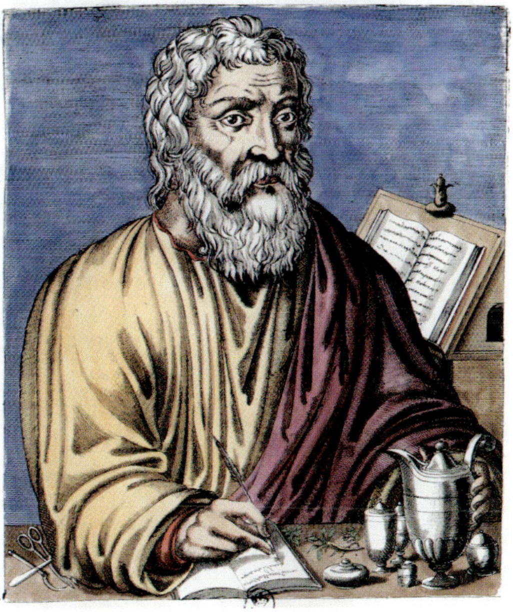

Hippocrate, médecin grec né à Cos vers 460 av. J.-C. et mort à Larissa vers 375 av. J.-C. La démarche rationnelle qu'il proposa, fondée sur l'observation, l'étude du patient et la réflexion, est une des bases de la pensée médicale. Gravure sur cuir, France, XVIe siècle, colorisation ultérieure.
© AKG-images.

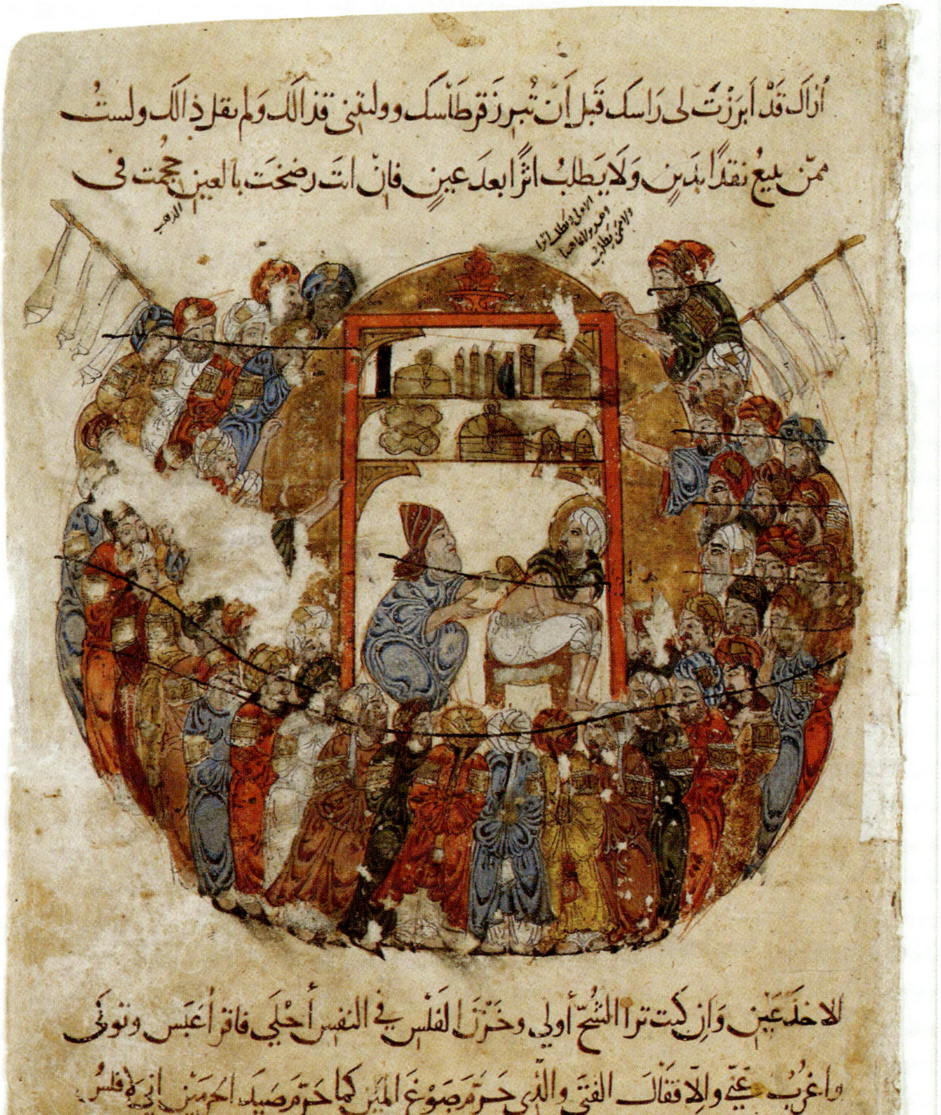

Un médecin pratique une ponction sur un malade, en présence de nombreux observateurs. *Enluminure arabe, Bagdad, vers 1240. Illustration pour le « Makamen » de Muhammed al-Kasim Hariri, Institut d'études orientales de Saint-Pétersbourg.*

© Erich Lessing/AKG-images.

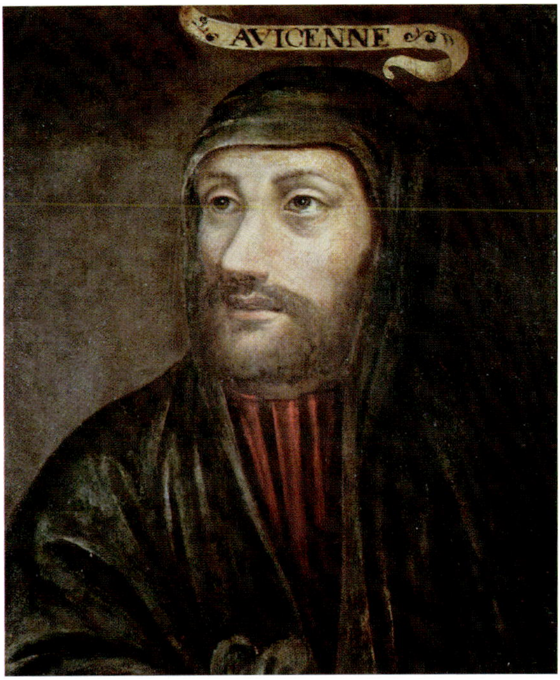

Portrait imaginaire d'Avicenne *(Ibn Sīnā, vers 992-1037), auteur du célèbre livre* Al Qanun *(«* Le Canon *»), base de l'enseignement médical pendant des siècles. Huile sur canevas, bibliothèque de la faculté de médecine de Paris, France. © Archives Charmet/ Bridgeman Art Library.*

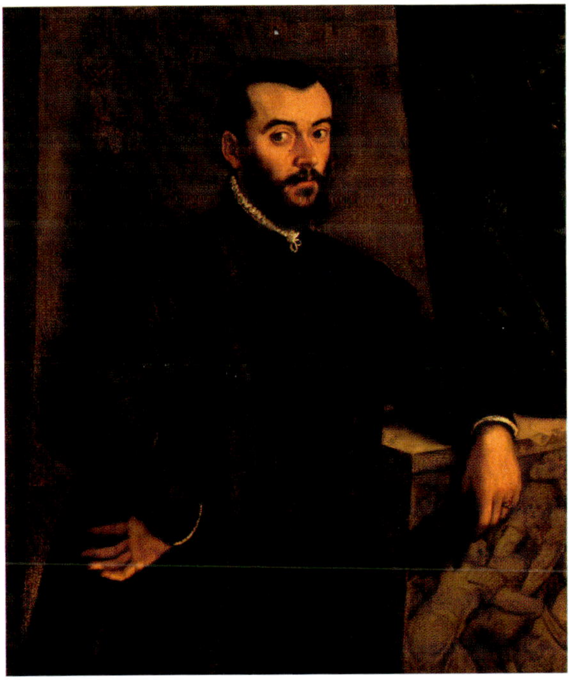

Portrait d'André Vésale (Vesalius Andreas, 1514-1564), grand anatomiste flamand. Tableau de Jan von Calcar (1499-1546), huile sur toile, Saint-Pétersbourg, musée de l'Hermitage. © AKG-images.

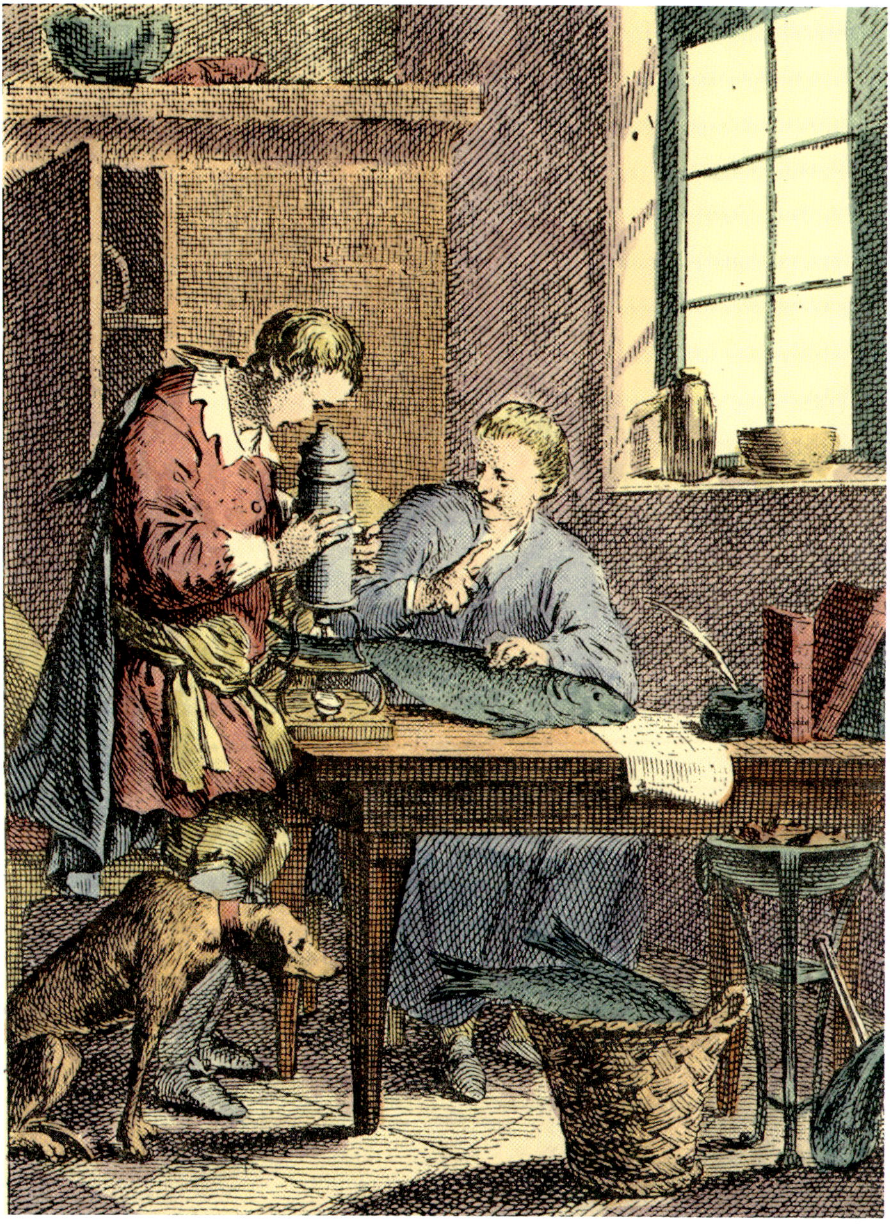

Harvey découvre la circulation du sang, *eau-forte colorisée de Johann Conrad Krueger d'après Bernhardt Rod, 1781. William Harvey, anatomiste et médecin anglais (1578-1657), pratique ici une vivisection.*

© AKG-images.

Parmi les « anticirculation », plus ridicule encore est l'attitude dogmatique et intransigeante de Patin : « La circulation du sang, son transport circulaire par les vaisseaux, c'est l'entraînement d'un esprit oisif, un vrai mirage qu'embrassent les Ixions pour procréer les Centaures et les monstres. » Cet auteur dit encore à propos des lymphatiques : « Je ne m'en soucie point ; tous ces messieurs sont trop curieux de telles nouveautés. Ils vaudraient mieux qu'ils étudiassent la science des anciens chez Hippocrate et Galien. »

Descartes (1596-1650) connut les travaux d'Harvey et adhéra en partie à sa conception de la circulation. Universellement connu par ses travaux de physique et de mathématiques, passionné par les sciences biologiques, il se livrait aussi aux dissections et expérimentations sur l'animal. Faisant la transition entre les systèmes philosophiques de l'Antiquité et des concepts plus récents, il proposait une image mécaniste du monde.

Sa conception assimilait l'homme à une machine dans toutes ses fonctions et ramenait les processus biologiques à des phénomènes mécaniques. S'il acceptait en général le modèle circulatoire du médecin anglais, il donna par la suite libre cours à son imagination sur les mouvements du cœur, la révolution cardiaque. En 1662, dans son traité *De l'homme*, Descartes remet en question le rôle de la systole ventriculaire et accorde de nouveau une fonction primordiale active à la diastole. Pour lui, c'est quand le cœur est « resserré, contracté, que le ventricule se remplit », c'est le bouillonnement du sang qui entraîne les mouvements cardiaques et demeure un des moteurs essentiels de la circulation. Infidèle aux règles de pensée qu'il préconise dans son œuvre, Descartes néglige les données de l'expérience, de l'observation et revient aux conceptions d'Aristote.

Deux éléments manquaient au schéma de la circulation : les lymphatiques et les capillaires.

Six ans après la mort d'Harvey, Pecquet décrit la circulation lymphatique. Une correction s'imposait en effet : contrairement à ce que pensait Harvey, les lymphatiques ne drainaient pas du lait. Né à Dieppe en 1662, mort à Paris en 1674, ami fidèle de Fouquet, ce qui lui valut un séjour à la Bastille, Pecquet se refusait à disséquer des cadavres.

Ses observations sur le chien en période postprandiale lui permirent de conclure que les vaisseaux lactés chylifères n'aboutissaient ni au foie ni au thymus mais au réservoir thoracique qui, depuis cette époque, porte son nom. La situation postérieure du canal thoracique, son abouchement aux vaisseaux sous-claviers furent précisés dans le traité *Experimenta nova anatomica*, faits qui réduisaient encore le rôle circulatoire du foie. Les anatomistes de la Faculté de Paris réfutèrent encore cette circulation lymphatique mais des auteurs scandinaves, O. Rudbeck en Suède et R. Bartholin à Copenhague, confirmèrent les constatations de Pecquet.

Il manquait un maillon essentiel à la théorie d'Harvey : la quantité de sang mise en mouvement à chaque cycle circulatoire imposait des communications distales entre le réseau artériolaire et veineux. Malpighi était un botaniste, vétérinaire et finalement médecin qui reconnut rapidement l'importance du microscope. Il eut une carrière itinérante allant de Bologne à Rome en passant par Pise, Messine. Il observa le poumon et le mésentère de nombreux batraciens et découvrit le cheminement tortueux des globules rouges dans de minuscules conduits, les capillaires : « Le sang se divise et circule dans des vaisseaux tortueux, il est toujours contenu dans des tubules et réparti dans des contournements multiples des vaisseaux. » Complétant l'œuvre de Harvey, il ouvrait la voie à la compréhension de l'hématose et de la respiration.

Plus tard, complétant les données précédemment acquises, le biologiste italien Spallanzani démontra le rôle pivot de la systole ventriculaire, propulsant le sang dans tout le système artériel jusqu'aux plus fins capillaires. Aux données sur la contraction du muscle cardiaque, il ajouta le rôle du flux systolique sur la dilatation pulsatile des artères.

Chapitre 2

L'aube de la discipline

1) Richard Lower, le premier cardiologue ?

Formé à Oxford, Richard Lower apparaît aujourd'hui comme un des personnages majeurs dans la connaissance de la physiologie et de la pathologie cardiaques. En 1669, il publia à Londres le premier vrai traité de cardiologie sur ces thèmes, *Tractatus de corde, item de motu et colore sanguinis.* Ce livre concis, de deux cent quarante pages, fut traduit en français dix ans plus tard, et une réédition par l'industrie pharmaceutique en 1978 permit aux cardiologues français d'en prendre connaissance. D'excellentes planches anatomiques représentant la structure des ventricules, les orifices auriculo-ventriculaires, les valvules sigmoïdes et leur fonctionnement illustrent les conceptions de Lower.

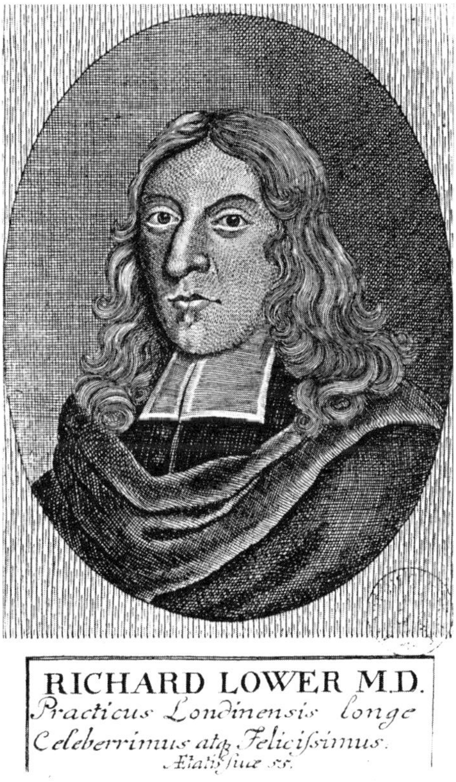

Richard Lower (1631-1691) rédigea le premier livre de cardiologie.
© Assistance publique des hôpitaux de Paris.

Dans la première partie de son traité, il reprend et appuie les idées d'Harvey, différencie parfaitement les circulations artérielle et veineuse, souligne leurs fonctions respectives en

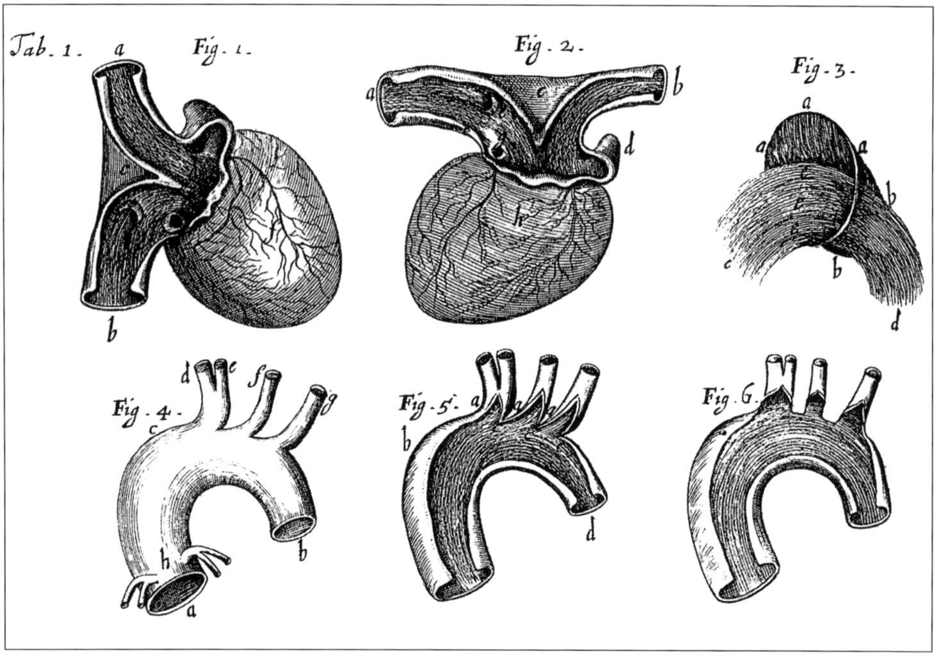

Description du cœur et de la crosse aortique dans le traité de Lower.

niant toute fonction nutritive à la circulation veineuse. Il aborde le rôle du poumon dans le changement saisissant de coloration entre le sang veineux et le sang artériel. « Cette couleur rouge vermeil dont le sang est entièrement imbu, cela à mon avis doit être entièrement attribué aux poumons. » Il suppose le rôle favorisant des « particules de l'air qui s'insinuent dans le sang » et il est un précurseur dans la découverte de l'hématose.

Sur le plan anatomique, il décrit l'aspect particulier en spirale des fibres musculaires du ventricule et soutient que le raccourcissement du muscle cardiaque est le moteur essentiel de la contraction et de l'éjection ventriculaires. Ses propos sur la fonction cardiaque et les mouvements du cœur lui permettent de réfuter totalement les conceptions de Descartes et d'écarter le concept de l'« ébullition du sang » comme moteur de la circulation sanguine. Mais c'est dans le domaine de la pathologie que le petit traité de Lower est une nouveauté. Envisageant les causes des maladies cardiaques, il distingue les altérations par

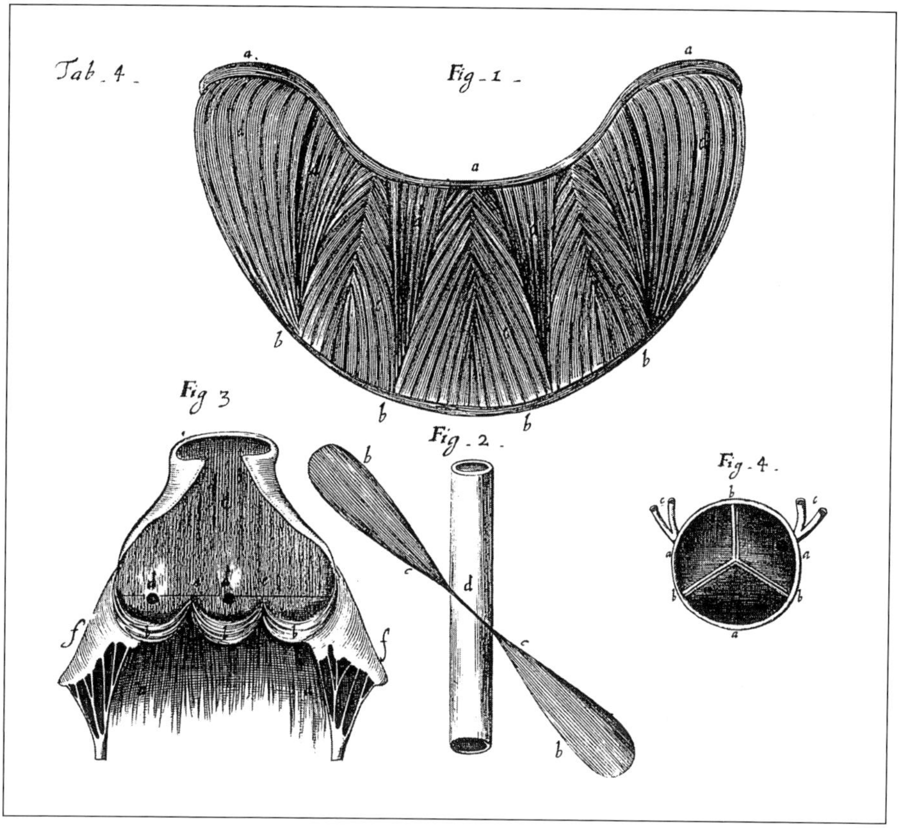

Structure du cœur. Aspect des valvules sigmoïdes aortiques (traité de Lower).

la faute du cœur lui-même, la faute des vaisseaux contenants, celle du sang et celle des « esprits qui influent ».

Lower classe les causes des atteintes ventriculaires, dues aux inflammations, à la surcharge graisseuse, aux abcès, aux blessures qui perturbent le fonctionnement de la pompe.

Il insiste sur la gêne créée par les atteintes péricardiques liquidiennes qui altèrent le remplissage. Toute une variété d'observations illustre différents problèmes de pathologie cardiaque. Comme le signale Bariety, on trouve assurément, chez la femme d'un bourgeois de Londres décédée après un long passé de troubles et de défaillance cardiaque, la description princeps de la péricardite constrictive. « À l'ouverture du thorax, les poumons nous parurent assez sains, nous

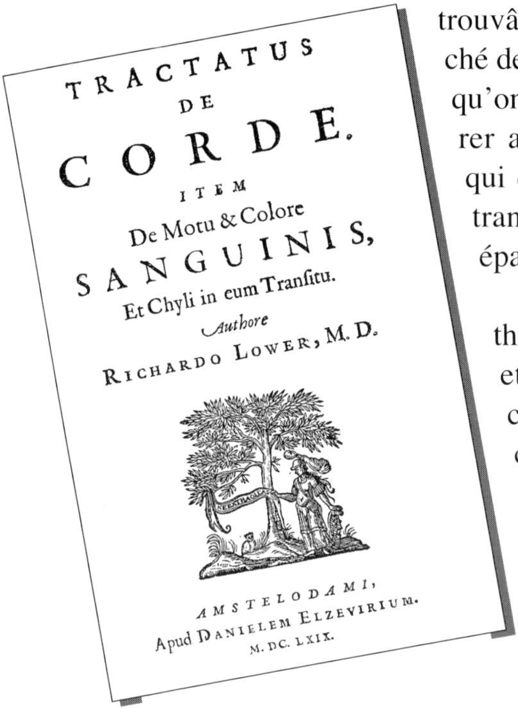

Première page du traité de Lower (1669).

trouvâmes que le péricarde estoit attaché de toute part si étroitement au cœur qu'on eut bien de la peine à l'en séparer avec les doigts, cette membrane qui doit estre naturellement déliée et transparente estoit devenue opaque, épaisse et pleine de durillons. »

Lower a mis en évidence des thromboses veineuses ou artérielles et, dans leur origine, il met en cause clairement le ralentissement circulatoire et la stase : « La raison de cette coagulation consiste, ce me semble, en ce que le mouvement du cœur estant ralenti pendant un long temps et les malades estant couchés dans leur lit, le sang [...] ne peut couler que très lentement, se fige peu à peu à cause de la lenteur et du retardement du mouvement du cœur [...] ». Décrivant les enflures pituiteuses et hydropiques des pieds qui disparaissent avec le coucher et le décubitus, il a individualisé les œdèmes de l'insuffisance cardiaque. Il différencia insuffisances cardiaques droite et gauche. Pour beaucoup, c'est le pionnier de la cardiologie moderne.

Abordant les relations entre le cœur et le cerveau, il met en cause l'insuffisance circulatoire cérébrale dans les évanouissements, les vertiges, les lipothymies. Autre fait surprenant, Lower, très ingénieux, avait fait en 1665, avec succès, les premières autotransfusions chez le chien. Il poursuivit dans ce sens en tentant la première transfusion sanguine humaine, utilisant « un pauvre homme débauché et une brebis. Nous jetâmes en divers temps quelques onces du sang de brebis sans qu'il en reçut aucune incommodité ». Ces expériences très risquées firent grand bruit, n'eurent pas de suite fâcheuse et, heureusement, restèrent sans lendemain.

2) Les pionniers

Connu comme les débuts de la révolution scientifique, les XVIIe et XVIIIe siècles représentent un tournant dans l'histoire des sciences et de la médecine. On assiste à une remise en question des concepts anciens et des dogmes traditionnels, à une évolution des mentalités, avec des études médicales plus rigoureuses sanctionnées par des examens successifs jusqu'au diplôme de docteur.

Le raisonnement médical commence à évoluer et, progressivement étayées par une anatomie assez fidèle à la réalité, l'expérimentation, l'observation, les données cliniques s'imposent aux dépens de pures et fantaisistes spéculations intellectuelles. En Europe, les universités italiennes, après avoir brillé d'un vif éclat à la Renaissance et dans les décennies qui lui font suite, perdent progressivement de leur prestige et sont supplantées par les universités anglaises, hollandaises, allemandes et françaises. L'enseignement de la médecine commence à évoluer et se structure pendant trois ou quatre ans : on devient bachelier, licencié et finalement docteur. L'étude sans réflexion critique des auteurs de l'Antiquité et des textes d'Hippocrate, d'Aristote, de Galien, d'Avicenne demeurait la base de l'enseignement médical. Celui-ci va maintenant s'appuyer sur des bases anatomiques plus précises avec la généralisation des autopsies et la prise en compte des données de l'examen. Le renouveau scientifique viendra d'Angleterre, mais quelques noms illustres méritent d'être retenus.

Après des études à Oxford, Cambridge et Montpellier, Thomas Sydenham professa à Londres. Il s'imposa par la précision de ses descriptions cliniques et, s'il a peu apporté dans le domaine de la cardiologie, ses travaux les plus remarquables concernent les pathologies nutritionnelles et métaboliques, la goutte dont il souffrait lui-même, la chorée dont il entrevit les séquelles cardiaques, et les maladies infectieuses. Sydenham souligna que bien des pathologies prennent naissance en dehors de l'organisme et l'envahissent secondairement. Il proposa de renoncer à toute hypothèse, à tout système philosophique, donnant la prééminence aux résultats de l'examen. Il ébaucha une classification nosologique distinguant les maladies aiguës et chroniques, considérant la fièvre comme une réaction salutaire de défense. Sur le plan thérapeutique, il prôna l'écorce de quinquina, le laudanum plutôt que la diète, et les purgations plutôt que la saignée.

L'université de Leyde était reconnue comme un centre majeur de l'enseignement médical en Europe. Venus de toute l'Europe du Nord, les étudiants affluaient dans cette ville hollandaise. À l'origine de ce succès, Hermann Boerhaave qui assurait l'enseignement de la médecine, de la médecine pratique et de la botanique. Esprit encyclopédique, polyglotte, ce fils de pasteur hollandais, né à Leyde en 1668, acquit une extraordinaire notoriété au XVIIe siècle comme médecin et aussi comme enseignant. Il fut un des premiers à officialiser, au lit du patient, un examen clinique. Il avait discerné l'importance de la chimie pour la préparation des médicaments et pour l'analyse des fluides. S'intéressant à la dynamique de la circulation sanguine, il avança que la stagnation du sang dans les vaisseaux était à l'origine de l'inflammation et que l'obstruction du lit artériolaire causait de nombreuses maladies.

Von Haller est aussi une des grandes figures scientifiques de l'époque. Il accomplit une révision critique de tout le savoir physiologique accumulé depuis l'Antiquité. Écrivain prolifique, il rédigea en huit volumes son *Elementia physiologiae corporis humani*. Il pensait que l'irritabilité était une force innée du muscle dans son ensemble, indépendante de la force nerveuse. Exigeant de ses élèves des thèses expérimentales et non des discours et des théories, il fut un des premiers à préconiser l'injection des artères pour étudier et commenter leur trajet. Il laissa de remarquables planches anatomiques. Il semble avoir été un des premiers à déceler des thromboses veineuses.

Le révérend Stephen Hales, personnage pittoresque mais authentique savant dont nous reprendrons les travaux dans l'étude de la tension artérielle, sans être médecin, contribua par son ingéniosité, avec des moyens rudimentaires, au développement des connaissances sur la physiologie cardiaque. Il étudia le débit cardiaque, le rôle des résistances artérielles, la vitesse circulatoire, les pressions veineuses.

Après la récente découverte de la circulation, des personnalités exceptionnelles se révèlent, ouvrent une ère nouvelle dans l'étude du cœur et des vaisseaux et favorisent l'éclosion de la cardiologie comme une véritable spécialité médicale.

Raymond Vieussens, né en 1641 au Vigan dans le Languedoc, est une brillante personnalité médicale qui a contribué à cet essor. Il fit ses études à Rodez, avant de s'inscrire à la faculté de Montpellier où il accéda au titre de docteur en 1670.

Il effectua plusieurs centaines d'examens nécropsiques, fut un anatomiste de talent. Nommé médecin de l'hôpital Saint-Éloi en 1672, son succès local ne se démentit jamais. Il partagea son temps entre ses soins hospitaliers, ses travaux anatomiques, tout en étant un praticien fort recherché, le médecin particulier de la duchesse de Montpensier et des grands personnages du royaume.

Vieussens orienta ses travaux selon trois axes principaux : la chimie, qu'il affectionnait particulièrement, l'anatomie et la pathologie. Il fut un partisan d'une conception chimique de la vie, l'organisme étant le siège de fermentations qui engendrent le fameux souffle vital. Ces conceptions sont exposées dans un traité, *À propos des liqueurs du corps humain*, où il persiste à défendre un concept obsolète faisant de la fermentation du sang le principe moteur de la circulation. Il pensait que le sang artériel et l'esprit animal étaient deux principes moteurs rendant compte des phénomènes vitaux. « On ne saurait être un grand médecin sans connaître à fond non seulement la nature, les différences et les propriétés de toutes les liqueurs du corps, mais encore leur premier principe mouvant, je veux dire le cœur. » Malgré ses errements, bon anatomiste, homme de science, observateur méticuleux, Vieussens a laissé des travaux anatomiques remarquables confirmant les travaux antérieurs sur la continuité artères-veines au niveau de la circulation intramurale coronaire en particulier. Son apport essentiel concerne la pathologie valvulaire et il a décrit les lésions, les conséquences de la sténose mitrale et des atteintes des sigmoïdes aortiques. La description princeps du rétrécissement mitral est saisissante et on ne peut résister à en reproduire le texte : « Ses jambes commencèrent à enfler, sa respiration devint difficile, et il avait de la fièvre. En examinant son état physique, il gisait dans son lit, mais la tête haute ; les battements de son cœur étaient très violents, le pouls faible et inégal, les lèvres plombées. Le patient mort, je l'ouvris. La cavité thoracique était pleine d'un liquide séreux, jaunâtre, les poumons mous remplis d'une lymphe séreuse. Le cœur était gros comme celui d'un bœuf, le ventricule droit et l'oreillette gauche très dilatés. La valvule mitrale était indurée comme un os, avec une diminution de sa lumière. La cavité du ventricule gauche très réduite de volume avait perdu sa douceur naturelle et le sang ne pouvait y pénétrer avec l'abondance et la liberté voulues de telle sorte que la circulation était perturbée et que le cours du sang se trouvait retardé. Les branches de l'artère pulmonaire étaient trop pleines de sang, dilatées, comprimant les vésicules pulmonaires, perturbant la libre entrée de l'air, ce pourquoi le malade respirait avec la plus grande difficulté. »

Dans un autre traité, publié en 1775, Vieussens donne avec précision la description anatomique de l'insuffisance aortique et des modifications du pouls qu'elle entraîne. « Les valvules aortiques étaient découpées, leurs extrémités ne pouvaient s'approcher assez près pour ne laisser passer aucune ouverture entre elles ; c'est pourquoi, quand le ventricule se contractait, elle renvoyait dans le ventricule gauche une partie du sang qu'elle venait de recevoir. C'était le dérèglement de ces valvules, causé par la tension et les coupures pierreuses du tronc de l'aorte, qui causait la palpitation du cœur et le battement de cette artère qui se faisait par fortes secousses. »

Dans son traité *Histoire des maladies internes*, Vieussens rapporte des observations anatomocliniques qui témoignent par leur précision, la pertinence des commentaires de sa valeur de praticien et de clinicien contrastant avec ses fantaisies de chimiste. La description des cardiopathies valvulaires, ses travaux sur les fibres myocardiques, la circulation coronaire, en font une des premières figures de la cardiologie. Injectant dans les vaisseaux coronaires du mercure et du safran, il constata l'arrivée de ces produits dans les cavités cardiaques par de minuscules orifices veineux endocardiques. Il termina sa carrière comme médecin de Louis XIV, fut nommé membre de l'Académie royale des sciences et membre de l'Académie royale de Londres, ce qui témoigne de la valeur accordée en Europe à ses travaux.

Autre figure originale de la cardiologie débutante, Lancisi marqua son époque. Né à Rome, il fit des études impressionnantes par leur variété et toucha à bien des domaines : il débuta par la philosophie, comme bien des médecins de son siècle, puis aborda la théologie, les mathématiques, la géométrie, la botanique, avant d'entreprendre sa formation de médecin.

En 1672, il obtint son diplôme au collège de la Sapienza, devint assistant-médecin à l'hôpital du Saint-Esprit à Rome et fut nommé à un poste très recherché, médecin du pape Clément X. Lancisi, excellent anatomopathologiste, ne dissocia jamais l'art médical ou chirurgical de la pensée philosophique. Il situait l'âme dans le mésolobe du corps calleux entre les deux hémisphères cérébraux. Il publia quatre traités principaux : *Des tables anatomiques*, *De subitaneis mortibus* en 1707, *Des effluves nocives des marais et leurs remèdes* et surtout, en 1728, *De motu cordis et aneurysmatibus*, qui est passé à la postérité. Devant de nombreuses morts subites à Rome, il fut chargé par Clément XI d'enquêter sur ce phénomène. Dans son traité, il écarte d'abord des phénomènes externes et une épidémie, forme larvée de peste ou autre. Ses travaux anatomiques lui ont montré la fréquence des ruptures artérielles viscérales ou cérébrales avec formation d'épanchements sanguins internes. Il souligne que le sexe féminin est relativement épargné par ces morts subites et remarque l'influence favorisante des grandes variations climatiques et de tous les excès. Cinq grandes pathologies peuvent favoriser cet accident dramatique :

– les vices de conformation et de structure du cœur comme les hypertrophies, les dilatations, les anomalies congénitales ;
– les diverses tumeurs cardiaques ;
– les entraves à la circulation du sang ;
– les altérations du pouls, irrégularités, intermittences ;
– les passions de l'âme et les dérèglements du mode de vie.

Avec perspicacité, Lancisi observe que les signes d'alarme sont les palpitations répétées, les lipothymies, les évanouissements, les paralysies, les douleurs thoraciques. Ce n'est pas la présence isolée d'un de ces signes qui suffit, mais c'est leur association, leur groupement qui a de la valeur.

Dans son traité *Sur les mouvements du cœur et des anévrysmes*, Lancisi décrit des anévrysmes artériels, insiste sur le rôle de l'érosion graduelle des fibres, cause de leur fissuration ou rupture. Il réalise une synthèse des connaissances sur l'étiologie et la pathogénie de ces malformations et distingue deux classes d'anévrysmes, les vrais, « légitimes », et les faux, « illégitimes ». Les premiers ont pour cause l'affaiblissement de la résistance du tissu artériel sous l'effet des mouvements du sang, l'usure des parois sous l'action de liquides érodants, les blessures et les chocs. Les seconds sont provoqués par l'augmentation de la force d'impulsion directe ou réfléchie du sang. Un faux anévrysme peut se transformer avec le temps en anévrysme légitime. Selon Lancisi, le médecin, tirant les leçons de l'expérience acquise par la pratique des autopsies, pourrait du vivant du patient prévoir les lésions, envisager leurs causes et tenter de les traiter. Il analyse les possibilités du diagnostic en se référant à l'observation du malade et à l'expérience des constatations anatomiques. La rédaction des observations doit satisfaire à deux critères qu'il recommande : elles doivent être complètes et achevées, tenant compte de l'état du patient, de sa constitution et des événements qui ont marqué le cours de sa maladie. Il fut un des premiers à rattacher la gêne respiratoire du décubitus aux dilatations cardiaques et à rapprocher la distension des veines jugulaires aux dilatations du cœur droit et à l'insuffisance de la valve tricuspide. Il accorda beaucoup de soin à la description des douleurs thoraciques d'effort, discernant leur origine cardiaque sans les relier aux anomalies coronaires qu'il avait constatées lors des examens anatomiques. Morgagni allait prendre le relais.

Jean-Baptiste Sénac (1693-1770) était un homme du Sud-Ouest puisqu'il naquit à Lombez, dans le Gers, dans une famille protestante. On a peu d'informations sur ses études mais il fréquenta la faculté de Montpellier, obtint son diplôme de la faculté de Reims et étudia aussi à l'université de Paris. Il arriva dans la capitale vers l'âge de 30 ans, s'intéressa à l'anatomie cardiaque, publia sous un pseudonyme un livre sur la saignée à la veine basilique et devint rapidement un praticien estimé, soignant des personnalités influentes. Il publia un mémoire remarqué sur les phénomènes de la respiration, fut reçu membre de

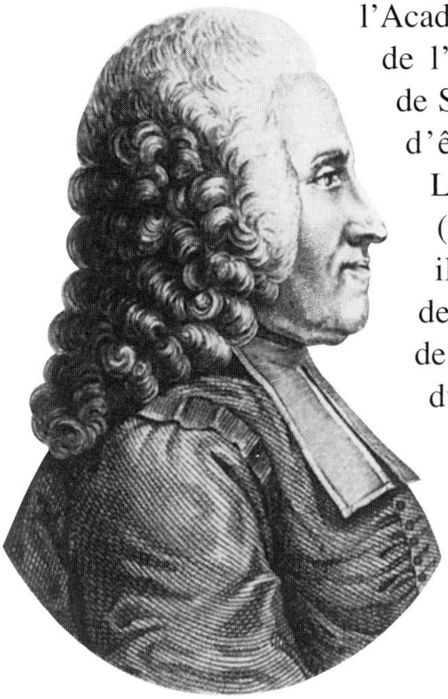

Jean-Baptiste Sénac (1693-1770), premier médecin de Louis XV et auteur d'un remarquable traité sur la pathologie du cœur.
© Assistance publique des hôpitaux de Paris.

l'Académie royale en 1723 et devint membre de l'hôpital Royal. Médecin du maréchal de Saxe, du duc d'Orléans, il eut l'honneur d'être nommé premier médecin de Louis XV et de Madame de Pompadour (1738). Homme habile mais intrigant, il ne s'imposa pas facilement, victime de l'opposition de la faculté de médecine de Paris, subissant des reproches à l'égard du favoritisme qu'il accordait à ses collègues de Montpellier. Il alliait les qualités d'un anatomiste à celles d'un clinicien éprouvé ayant le mérite de faire une synthèse claire des connaissances de l'époque dans son traité *De la structure du cœur, de son action, de ses maladies* (1749), livre qui lui vaudra les louanges unanimes des médecins de son époque. Ce traité marque pour beaucoup la naissance effective de la cardiologie, se décomposant en quatre parties touchant l'embryologie et l'anatomie, la physiologie du cœur puis de la circulation, enfin la pathologie.

La première partie est le rappel des connaissances acquises et une description de la structure cardiaque : il insiste sur la présence de fibres puissantes spiralées et entrelacées en vrai labyrinthe qui expliquent le rôle moteur du cœur dans la circulation. La latence, les difficultés du diagnostic des maladies cardiaques, dont les symptômes empruntent les signes des affections pulmonaires, palpitations, hémoptysies, ne lui ont pas échappé. Il mit en exergue l'incidence croissante, avec le vieillissement, des atteintes cardiaques et réfuta la théorie désuète d'une résistance innée du cœur aux inflammations. La pathologie péricardique occupe une place de choix dans son traité et il souligne que des signes cliniques minimes peuvent être associés à des épanchements volumineux. Dans ce domaine, Sénac décrit les manifestations qui doivent évoquer les inflammations du péricarde, la fièvre, les douleurs précordiales, l'oppression thoracique, la dureté du pouls, les ondulations de la paroi entre la troisième et cinquième côte, d'interprétation difficile. Il rattache l'orthopnée, les hémoptysies, l'asthme, les épanchements pleuraux, aux dilatations des cavités cardiaques. Sans pouvoir disposer de techniques d'investigation, il signale l'importance des altérations valvulaires mitrales aortiques et tricuspides dans leur étiologie. Il étudie particulièrement l'importance du pouls, en accordant une vigilance extrême à son amplitude, sa force, sa rapidité, sa régularité. Il étudie les syncopes, leurs causes, leurs rapports avec les affaiblissements du cœur, les simples troubles nerveux. Fait remarquable, il conseillait la quinine mêlée à la rhubarbe dans le traitement des palpitations et, pour certains, il aurait rapproché l'irrégularité du cœur des dilatations auriculaires gauches. Modeste, plein d'humilité devant la puissance des maladies, et conscient des faibles moyens thérapeutiques de l'époque, il préconisa la modération en toute chose, les régimes, la saignée, déconseilla les excès de table, l'abus des liqueurs. Il pratiqua souvent des paracentèses et aurait ponctionné avec succès un épanchement péricardique du maréchal de Saxe.

Giovani Batista Morgagni, né à Forli en 1682, personnifia pendant des siècles l'anatomie pathologique et a laissé une œuvre anatomo-clinique immense qui a résisté à l'épreuve du temps. Il fit ses études à l'université de Bologne, fut l'élève de Valsalva, disciple lui-même de Malpighi. Remarqué pour la valeur de ses travaux et son intelligence, sa curiosité scientifique, il fut admis, dès 1699, dans une académie locale de savants encourageant la recherche. Après avoir été lecteur, puis prosecteur à l'amphithéâtre anatomique de Bologne, il fut appelé en 1711 à la chaire d'anatomie, très recherchée, de Padoue où il succédait à Valsalva. Le succès de son enseignement, la qualité de ses travaux le situèrent très rapidement parmi les grands de cette université. Dès le début de sa carrière, il combine la pratique médicale et la recherche anatomique. À partir d'une masse d'observations anatomiques énorme – plus de sept cents autopsies –, il établit des relations entre les symptômes relevés du vivant du malade et les altérations

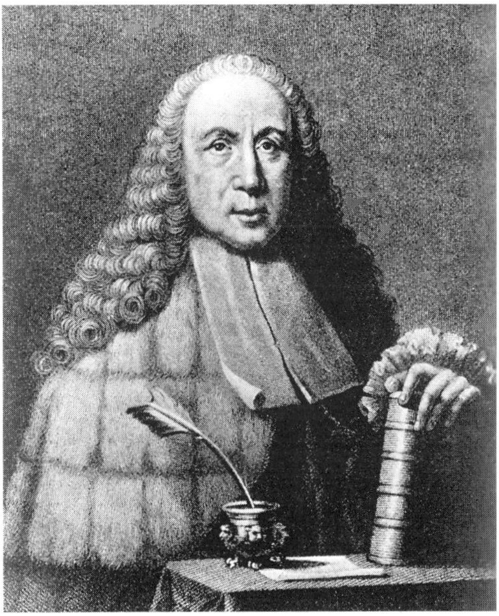

Giovani Batista Morgagni (1682-1771), à la fois clinicien et exceptionnel anatomopathologiste.
© Assistance publique des hôpitaux de Paris.

anatomiques définissant une maladie. Ce travail colossal, inégalé, lui vaudra le respect de tous les médecins pendant des siècles. Le dogme de la spécificité, déjà conçu par Sydenham, s'affirme avec Morgagni.

Pour lui, l'examen anatomique est stérile s'il n'est pas confronté aux données consignées du vivant du malade. Il exigeait une rigueur exemplaire décrivant les causes d'erreurs, les artéfacts *post mortem*, les lésions contingentes. Son ouvrage célèbre, *De sedibus et causis morborum per anatomen indagatis*, parut en 1761, fut par la suite réédité sept fois jusqu'en 1825 et bénéficia de trois traductions en langues étrangères. Conçu à l'origine comme une tentative de correction d'un travail antérieur du médecin genevois Théophile Bonnet, travail monumental mais confus, le traité de Morgagni est en fait un authentique traité de médecine clinique et d'anatomie pathologique.

Rédigé sous forme de lettres pittoresques, il détaille les données cliniques, dépeint les plaintes du patient, ses activités, son mode de vie, l'influence des facteurs professionnels et climatiques. L'anamnèse est enrichie par les résultats de l'inspection, de la palpation. Il rappelle la valeur de la succussion hippocratique pour détecter du liquide intrathoracique. Recherchant méthodiquement avec le plus de précision possible la cause immédiate du décès, Morgagni ne propose pas de classification nosologique ou de classification pathogénique originale. Selon la tradition italienne, il adhère à une conception iatromécaniste et invoque le rôle délétère des humeurs âcres et des particules irritantes circulant dans les vaisseaux. Ses apports les plus remarquables en cardiologie sont les descriptions des lésions valvulaires, des sténoses mitrales, les atteintes aortiques valvulaires, les anévrysmes aortiques syphilitiques en particulier. Il décrit les indurations coronaires et leurs ossifications, leurs calcifications et les fibroses myocardiques. Enfin, il eut le mérite de la description princeps des accidents neurologiques et du pouls lent permanent, alors qu'il n'avait aucune connaissance du tissu nodal isolant un syndrome passé à la postérité.

Dans une succession de lettres confrontant les symptômes aux constatations anatomiques, il rapporte avec une maîtrise remarquable les pleurésies cardiaques, les épanchements péricardiques compressifs, les hydropisies, l'insuffisance cardiaque. Il aborde les anévrysmes du cœur avec moins de clarté, mais décrit parfaitement les anévrysmes aortiques. Une de ses lettres rapporte, à la nécropsie après une mort subite d'une jeune prostituée, une dissection aortique et un hémopéricarde.

L'énorme mérite de Morgagni est d'avoir intégré les constatations anatomiques à l'ensemble du raisonnement médical et, alliant la rigueur à une grande clarté dans ses publications, il mérite d'être considéré comme le fondateur de l'anatomie pathologique.

Au milieu du XVIIIe siècle, Vienne était un centre de formation médicale réputé. L'école viennoise avait été formée par Van Zwieten dès 1749 avec l'aide de l'impératrice Marie-Thérèse. Un des disciples de Van Zwieten fut Léopold Auenbrugger, qui a introduit la percussion dans l'examen clinique. La petite histoire raconte que l'idée lui avait été donnée par le souvenir de son père frappant sur les barils pour savoir s'ils étaient vides ou pleins. Il publia en 1761 un traité, *Inventum novum ex percusione thoracis humani*, où il décrivait l'intérêt de cette technique dans l'exploration de la pathologie pulmonaire. Il consacra un chapitre au diagnostic par la percussion des péricardites avec épanchement et des dilatations anévrysmales du cœur.

Si l'approche des cardiopathies ischémiques et de la maladie coronaire fut longue et hésitante, on est saisi par la description magistrale d'Heberden lors de sa communication princeps le 21 juillet 1768 devant le collège des médecins de Londres. Cette présentation orale, fondée sur vingt observations, dont le texte ne sera publié que quelques années plus tard, est une parfaite description des aspects cliniques, évolutifs d'un « désordre de la poitrine » qu'il propose d'appeler *angina pectoris*. Avec une précision qui force l'admiration, Heberden, qui n'avait aucune activité hospitalière et qui ne pratiquait aucune autopsie, fixe de manière définitive les circonstances d'apparition de la douleur, ses rapports avec la marche, son siège rétrosternal, son irradiation au bras gauche, l'absence d'essoufflement et l'angoisse ressentie par le patient « comme si la vie lui serait ôtée ». Il précise les caractères évolutifs de la crise, disparaissant à l'arrêt, l'évolution dramatique du syndrome, pouvant s'aggraver et survenir au repos, et le risque élevé de mort subite. À la première publication, tout était dit sur les caractères cliniques de l'angor, ses risques. Il ne manquait que l'étiologie, qui allait susciter de nombreuses discussions et soulever de nombreuses hypothèses. Heberden fut-il le premier à décrire l'angine de poitrine ? Sur ce point, divers auteurs s'affrontent et on lira avec profit *The History of coronary heart disease* (« L'histoire des maladies coronaires ») de Leibowitz. Cet auteur a colligé dans la littérature, surtout dans des textes anciens, diverses publications cliniques ou anatomiques qui pourraient être en rapport avec l'*angor*. Il semble que, dans une lettre à son ami le médecin parisien Anne-Charles Lorry, Nicolas Rougnon de Besançon ait décrit le cas du capitaine Charles, officier de cavalerie, qui souffrait, depuis des années, de gêne douloureuse thoracique antérieure en plastron. Il mourut brutalement lors d'une marche rapide après un bon repas et, à l'examen anatomique, on constata des calcifications des cartilages costaux et une dilatation du ventricule droit. Aussi, de telles lésions anatomiques firent attribuer la paternité de la description de l'angor à Nicolas Rougnon mais les coronaires n'avaient probablement pas été étudiées.

La présentation d'Heberden ne fut publiée qu'en 1772 et, à partir de cette date, les observations fleurissent dans la littérature. Quatre ans après sa description magistrale, Heberden rapportait la lettre d'un médecin demeuré inconnu lui faisant savoir qu'il se plaignait de la douleur thoracique en griffe, rythmée par l'effort, avec des sensations de pause cardiaque ou de chocs dans la poitrine lui laissant prévoir une mort subite prochaine. En effet, quelques semaines après, ce médecin

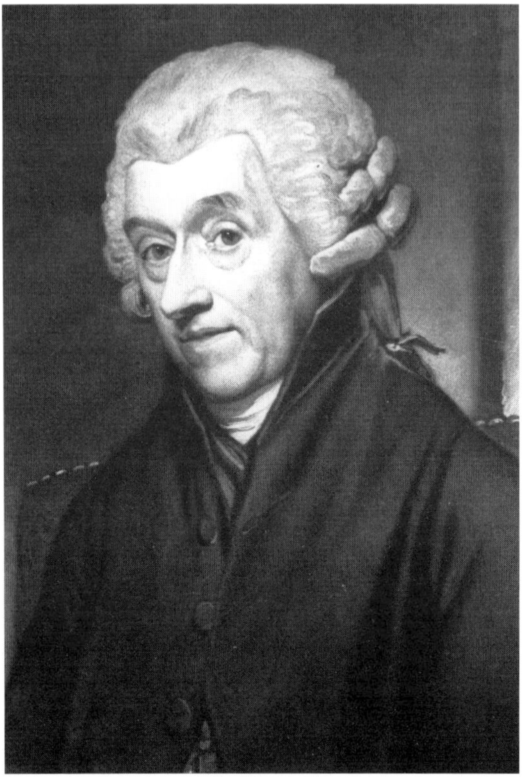

William Heberden (1710-1801) donna une description de l'angine de poitrine en 1768. Portrait réalisé par James Ward (1769-1859) d'après une peinture datant de 1796 de William Beechey (1753-1839).
© AKG-images.

décédait et Heberden fit l'autopsie, découvrant un début d'ossification de l'aorte, une hypertrophie du ventricule gauche, mais les coronaires n'avaient pas été vérifiées.

Le mérite de la découverte de l'étiologie revient à l'école anglaise : Jenner (le grand homme de la vaccination), au cours de l'autopsie d'un patient angineux, constate les lésions typiques d'ossification des artères coronaires. En 1799, dans une lettre à Parry, Jenner décrit la découverte fortuite de ces ossifications lors de la coupe transversale du cœur. « Mon couteau tomba sur quelque chose de si dur et de si pierreux que la lame en fut ébréchée. Levant la tête vers le plafond de la salle d'autopsie, qui était vétuste et s'effritait, je pensais qu'un fragment de plâtre s'en était détaché. Mais à un examen plus approfondi, je m'aperçus que ce fragment pierreux n'était autre que les coronaires transformées en véritables tuyaux ossifiés. »

C'est donc à Jenner que revient la paternité de la découverte de l'étiologie coronarienne de l'angor. Dans une lettre écrite à Heberden, assez mystérieuse, probablement jamais envoyée et découverte soixante ans plus tard par hasard, Jenner précisait que c'était au niveau des artères coronaires, à cause de leurs ossifications ou même des spasmes très douloureux, qu'il fallait rechercher l'origine des douleurs.

Son maître John Hunter avait des crises angineuses typiques et, pour ne pas l'inquiéter, Jenner ne lui avait pas parlé de ses constatations anatomiques. Mais Hunter lui-même, au cours de ses activités d'anatomopathologiste, avait mis en évidence chez un de ses patients « la transformation des deux artères coronaires, depuis leur origine jusqu'à la naissance de plusieurs de leurs branches, en de véritables fragments d'os ».

Dans l'histoire de l'angine de poitrine, il faut souligner les mérites des médecins d'outre-Manche qui, en trente ans, ont laissé une description remarquable du syndrome en mettant en exergue, grâce à une observation rigoureuse, les lésions des artères coronaires. En 1799, Parry ne laissait planer aucun doute sur l'origine coronarienne de l'angor. Il décrit plusieurs formes cliniques du syndrome avec des douleurs associées à de la gêne respiratoire, à des troubles digestifs et des douleurs spontanées. Le concept d'ischémie était méconnu à cette époque, mais Heberden lui-même avait évoqué la possibilité de spasmes cardiaques sans autre précision. Il faut vanter les mérites de Charcot qui, presque un siècle plus tard, sut relier la claudication intermittente à un défaut d'irrigation des membres inférieurs. Dans un traité publié en 1809, Burns, sans hésitation, confirmait l'étiologie coronarienne de l'angor et attribuait le mérite de cette découverte à Parry.

3) La médecine anatomoclinique

Après avoir fait table rase de l'organisation de la médecine et supprimé les facultés et les diplômes en 1792, la Révolution, devant la pénurie de médecins, fut obligée de restructurer l'enseignement médical. On revalorisa la médecine hospitalière et l'enseignement clinique. Une réunification de la médecine et de la chirurgie parut s'imposer, la prise de l'observation au lit du patient, la discussion du cas clinique entre plusieurs médecins et la confrontation avec les données anatomiques s'instituèrent progressivement. L'exercice de la médecine fut réglementé, n'étant possible qu'après l'obtention d'un diplôme. Des concours furent mis sur pied pour le recrutement des professeurs et externat et internat furent créés en 1802. La médecine parisienne, sous l'égide de personnalités exceptionnelles, atteint un très haut niveau et allait s'imposer comme une école très prisée pour de nombreux médecins européens et des États-Unis.

Un des premiers cardiologues digne de ce nom fut Corvisart, le médecin de l'empereur qui appartient à la légende napoléonienne. D'origine ardennaise, Jean-Nicolas Corvisart est né à Dricourt en 1755. Il était issu d'une famille médicale, son grand-père et son arrière-grand-père avaient été chirurgiens, mais son père, magistrat, eût souhaité que son fils fasse des études de droit. Manifestant déjà son indépendance et son caractère, Corvisart entreprit des études médicales contre le gré de son père, ce qui fut la source de difficultés familiales. Inscrit en 1777 à la faculté de médecine de Paris, il fut licencié au bout de cinq ans et suivit un stage à l'hôpital de la Charité sous la houlette de Desault, le grand patron de l'époque. Il soutint deux thèses pour être reçu docteur-régent en 1782. Âgé de 27 ans, il rechercha des fonctions hospitalières et posa sa candidature aux fonctions de médecin de l'hôpital des Paroisses que venait de faire construire Mme Necker. Refusant de satisfaire ses exigences et de sacrifier sa chevelure pour porter une perruque à trois rangs de marteaux, il abandonna ce projet. Il débuta alors comme médecin des pauvres à la paroisse Saint-Sulpice et, tout en exerçant en ville, il assurait à la veille de la Révolution des fonctions universitaires et hospitalières comme médecin en second à la Charité. Après la confusion créée par les réformes de 1792, la médecine se réorganisa et les cliniques médicales virent le jour. Les mérites de Corvisart le firent nommer à la clinique médicale de la Charité et, gravissant les échelons avec brio, il obtint une chaire de médecine au Collège de France en 1797. Sa réputation, ses succès, lui permirent de devenir médecin du gouvernement sous le Directoire et il fut finalement choisi comme médecin du Premier consul le 29 messidor 1804.

Corvisart associait à des qualités de clinicien de remarquables qualités d'enseignant, partageant son temps entre l'examen des malades, des leçons cliniques à leur chevet et des vérifications anatomiques. Reprenant l'application des travaux d'Auenbrugger, il fut le premier à montrer l'intérêt de la percussion en clinique cardiologique et on est encore étonné de la finesse des renseignements qu'il savait en tirer. Son prestige et sa renommée donnèrent une impulsion décisive à une technique méconnue ou tombée dans l'oubli. Il est intéressant de lire les « aphorismes de Corvisart » recueillis et commentés par son élève Laennec, publiés dans une thèse nantaise et *L'Histoire des sciences médicales* en 2002. Ils sont représentatifs de la pensée de Corvisart, de son sens clinique, de son ouverture d'esprit. Décrivant les résultats de la percussion, il souligne la nécessité d'une technique très rigoureuse, précisant la position du malade, les causes d'erreur (l'œdème pariétal, l'obésité du patient), les signes différentiels entre l'hydrothorax et le poumon cardiaque. Recherchant l'origine des palpitations, il évoque l'éventualité des lésions valvulaires et de leurs cordages. Il précise les caractères de la matité dans les épanchements péricardiques. Corvisart distingue deux variétés d'anévrysmes du cœur: les anévrysmes actifs, correspondant aux hypertrophies myocardiques majeures du ventricule gauche associées à un choc de pointe violent, une matité cardiaque et des battements du pouls durs et vibrants, et les formes passives correspondant aux dilatations cardiaques avec amincissement des parois. Il observa comme Lancisi que des jugulaires tendues, battantes, étaient souvent associées à la dilatation des cavités droites et « l'agrandissement de l'orifice auriculo-ventriculaire droit ». Certains aphorismes montrent les relations entre les atteintes pulmonaires et cardiaques, soit que les maladies pulmonaires dilatent le cœur droit, soit que les poumons subissent les conséquences des lésions organiques du cœur. Il a tenté, tâche impossible, de rechercher les éléments de diagnostic différentiel entre la dyspnée des pneumopathies et les dyspnées d'origine cardiaque, et de classer les multiples causes des palpitations souvent d'origine digestive ou nerveuse. Détaillant les étiologies possibles de la pathologie cardiaque, il montra l'influence néfaste des excès en tout genre, des atteintes vénériennes, des virus, des inflammations, des émotions fortes et des peines.

Corvisart a peu écrit mais son traité sur *Les Lésions organiques du cœur et des vaisseaux* est une œuvre importante, traduite plusieurs fois en anglais et en allemand. Sa traduction du livre d'Auenbrugger, agrémentée de commentaires personnels, a remis en pratique la percussion dont il sut tirer beaucoup d'enseignements. Annonciateur de la méthode anatomoclinique, il a probablement influencé Laennec qui se forma à ses côtés à l'hôpital de la Charité.

Baron d'Empire en 1808, membre de l'Institut en 1811, de l'Académie de médecine en 1820, il succomba en 1821 à un accident vasculaire cérébral. Personnage attachant, très humain, plein de bon sens mais sceptique sur les possibilités thérapeutiques à son époque, Corvisart eut la sagesse d'écrire : « La médecine n'est pas l'art de guérir les malades mais c'est l'art de les traiter, de les soulager. »

Autre personnalité remarquable, François-Marie-Xavier Bichat n'a pas apporté à la connaissance des affections cardiovasculaires des progrès significatifs, mais il a contribué à l'éclosion de la méthode anatomoclinique. Il eut une carrière brillante mais très brève puisqu'il mourut probablement de méningite tuberculeuse à 31 ans. Né en 1771 dans le Jura, issu d'une famille médicale, son père ayant obtenu le diplôme de médecin à la faculté de Montpellier, il commença ses études à Lyon. En 1792, en pleine Révolution, il devint l'assistant d'Antoine Petit, chirurgien lyonnais réputé. Dans cette période troublée, il partit à Paris et devint le collaborateur et l'ami de Desault, illustre chirurgien de l'époque. À la mort de son patron, il ouvrit un cours d'anatomie et de chirurgie privé. Malgré une santé défaillante, il accomplit un travail colossal, effectuant en quelques années plus de cinq cents autopsies. Il accorda une place majeure à la confrontation des signes cliniques et des données anatomopathologiques, découvertes à l'examen nécropsique. C'est avant tout le fondateur de l'histologie moderne, démontrant une corrélation entre la structure des organes, leurs caractéristiques tissulaires, leur rôle et les pathologies qui leur sont propres. Dans sa pratique quotidienne, il fut un chirurgien habile et ingénieux, associant aux dissections des expériences de physiologie. Il étudia les effets des anastomoses artérielles, les conséquences des résections du tissu cellulaire périartériel, des embolies gazeuses. Il a inauguré chez le chien des dispositifs proches de la circulation croisée, si souvent utilisée par la suite en physiologie. En l'espace de cinq ans, il laissa une œuvre prodigieuse, publiant des traités d'histologie, des œuvres d'anatomie appliquée à la physiologie, les travaux chirurgicaux de Desault. À partir de constatations objectives, il émit des conceptions physiologiques, des principes généraux essentiels, source de développements futurs. Flaubert a pu écrire que « la grande école médicale française allait sortir du tablier de Bichat ».

Les vingt premières années du XIXe siècle coïncident avec une profonde transformation de la médecine : l'identification des maladies nécessitait un enrichissement de leur séméiologie et une étude plus précise des lésions anatomiques. Dans cette voie, Laennec a laissé une trace profonde ; sous son égide, le savoir médical s'est développé selon une méthode plus rigoureuse et le nombre de médecins de qualité adoptant ses idées n'a cessé de s'accroître.

– *Laennec*

René-Théophile-Hyacinthe Laennec est né à Quimper le 17 février 1781. Son enfance fut difficile : il perdit sa mère à 7 ans et son père, pour des raisons mal connues, s'occupa peu de lui et le confia à son oncle le docteur Guillaume Laennec, médecin à Quimper puis, en 1808, directeur de l'École de médecine de Nantes. Il y eut toujours des relations très étroites entre l'oncle et le neveu et la carrière de René-Théophile fut très influencée à son début par celle de l'oncle. Laennec s'orienta très jeune vers la médecine, entra à l'école de Nantes en 1794. Après quelques années, il partit pour Paris à pied où il rejoignit son frère Michaud, étudiant en droit. Il choisit alors de suivre l'enseignement de Corvisart, célébrité de l'époque.

Laennec est un des fondateurs de la médecine anatomoclinique et apparaît comme une des plus grandes personnalités de la médecine française. Son œuvre est une étape essentielle dans l'épanouissement de la médecine pour trois raisons :

– Il a inventé la première technique d'exploration clinique aisément reproductible, fiable, qui demeure la base de l'examen médical, et sut donner à l'auscultation un rôle qui ne cessa de s'amplifier. Apportant à l'analyse séméiologique une finesse, une rigueur qui ne se sont jamais démenties, il transforma les données de l'examen clinique.

– C'est un fondateur avisé de la conception anatomoclinique comme le démontre son texte : « Le but que je me suis constamment proposé a été la solution des trois problèmes suivants : distinguer sur le cadavre un cas pathologique grâce aux caractères de l'altération de ses organes ; reconnaître ce cas sur le vivant à des signes physiques certains, indépendants des symptômes ; combattre la maladie par les moyens que l'expérience a montré être des plus efficaces. »

– Écartant toutes les conceptions physiopathologiques oiseuses et fantaisistes, il adopte la seule méthode qui lui parut fructueuse, l'observation rigoureuse et systématique.

Si Laennec a été le pionnier de la pneumologie, son œuvre de cardiologue n'est pas négligeable et mérite un profond respect. Dès 1802, l'année qui suit son arrivée à Paris, il publie sur le rétrécissement mitral, *Ossification de la valve mitrale, dilatation du ventricule droit, affection du poumon et de la plèvre gauche.* Ayant reçu en 1803 le premier prix de médecine et chirurgie, il passe sa thèse l'année suivante sur la doctrine d'Hippocrate et ses rapports avec la médecine pratique. Admis à la Société de l'école de médecine, il s'installe en pratique privée à Paris, n'ayant pas de poste hospitalier. Sa réussite est évidente, il soigne avec dévouement les personnages haut placés comme les indigents. En 1816, il apprend qu'une place de chef de service se libère à l'hôpital Necker, dans un faubourg de Paris sans réputation de qualité. Laennec a 35 ans et ne paraît pas avoir d'avenir universitaire. Il déploie une grande activité clinique, consulte, enseigne avec rigueur la séméiologie au lit du malade et pratique de nombreuses autopsies. Peu de temps après son installation à Necker, il invente le stéthoscope. Plus tard, en évoquant les circonstances de cette invention, il l'attribuera à une certaine chance, à la rencontre fortuite dans la cour du Louvre d'enfants, l'oreille collée aux deux extrémités d'une poutre, se transmettant le bruit de coups frappés à l'extrémité opposée. Cet épisode aurait fait naître l'éclair de génie conduisant à l'invention de l'auscultation médiate !

L'application de cette technique et l'utilisation du premier stéthoscope en papier roulé sont une image d'Épinal maintes fois rapportée et on doit citer son texte : « Je fus consulté par une jeune personne qui présentait des symptômes généraux de maladie du cœur et chez laquelle l'application de la main et la percussion donnaient peu de résultats en raison de l'embonpoint. L'âge et le sexe de la malade m'interdisaient l'espèce d'examen dont je viens de parler (l'application de l'oreille sur l'aire précordiale), je vins à me rappeler un phénomène acoustique fort connu : si l'on applique l'oreille à l'extrémité d'une poutre, on entend très distinctement un coup d'épingle donné à l'autre bout. J'imaginais que l'on pourrait tirer parti, dans le cas dont il s'agissait, de cette propriété des corps. Je pris un cahier de papier, j'en formai un rouleau fortement serré dont j'appliquai une extrémité sur la région précordiale. Et posant l'oreille à l'autre bout, je fus aussi surpris que satisfait d'entendre les battements du cœur d'une manière plus nette et plus distincte que je ne l'avais jamais fait par l'application immédiate de l'oreille.

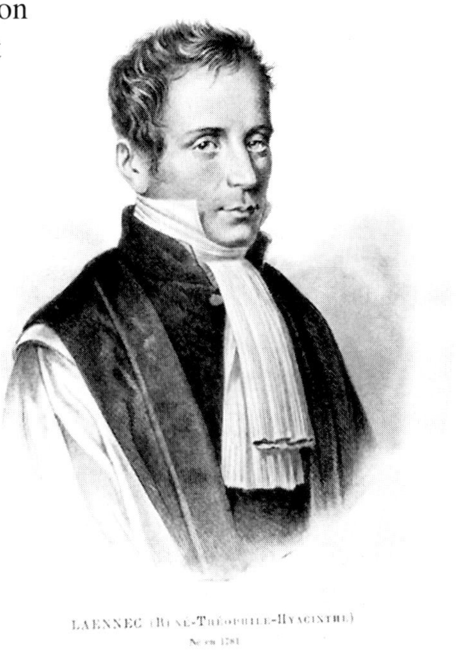

René-Théophile-Hyacinthe Laennec (1781-1826), créateur de l'auscultation.
© Assistance publique des hôpitaux de Paris.

Je présumai dès lors que ce moyen pouvait devenir une méthode utile et applicable non seulement à l'étude des battements du cœur mais encore à celle de tous les mouvements qui peuvent produire du bruit à l'intérieur de la poitrine. Dans cette conviction, je commençai sur-le-champ, à l'hôpital Necker, une suite d'observations que je n'ai pas interrompues depuis. J'ai obtenu pour résultats des signes nouveaux, sûrs, saillants, faciles à saisir, et propres à rendre le diagnostic presque certain, pour le diagnostic de toutes les maladies des poumons, des plèvres et du cœur, plus certain et plus circonstancié peut-être que les diagnostics chirurgicaux établis à l'aide de la sonde et de l'introduction du doigt. »

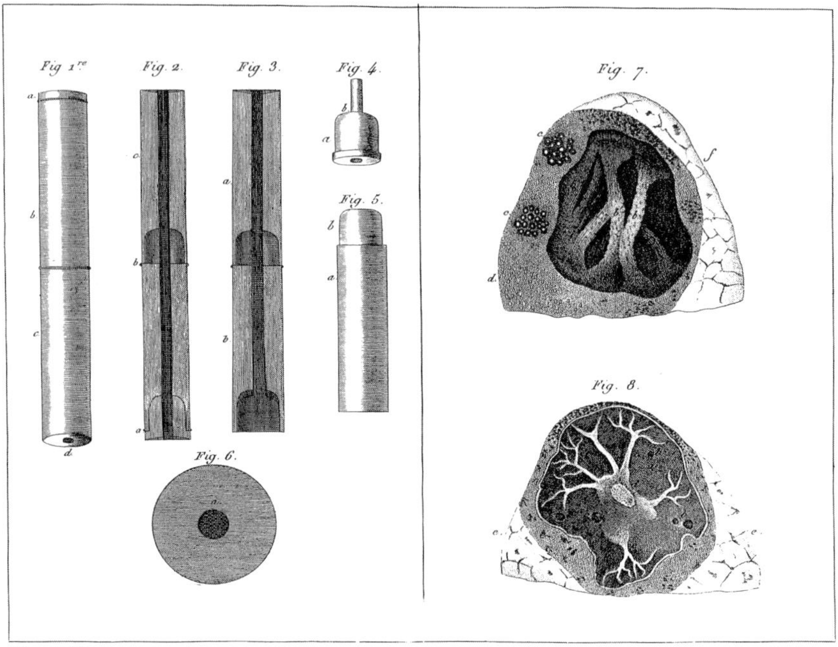

Planche Ire

Le stéthoscope de Laennec tel qu'il est décrit dans la première édition de son traité (1822), et planches anatomiques représentant des lésions pulmonaires.

Trois ans après son invention en 1819, Laennec publie les résultats de ses travaux menés avec le stéthoscope. Le traité en deux volumes a pour titre *De l'auscultation médiate, ou Traité du diagnostic des poumons et du cœur.* Fondé principalement sur ce moyen d'exploration, le deuxième tome est particulièrement consacré au cœur, à sa pathologie et sa lecture est très fructueuse.

Après le premier stéthoscope fait d'un rouleau de papier, Laennec améliora l'instrument pour sa pratique quotidienne, utilisant des cylindres de bois de trente centimètres de long, percés d'un canal central évasé à son extrémité inférieure.

♦ Quel fut l'apport de Laennec en cardiologie ?

Ses travaux anatomiques sont remarquables. L'hypertrophie du cœur inspire plusieurs chapitres. Laennec constate très justement que la dilatation et l'hypertrophie des oreillettes sont la conséquence des rétrécissements des orifices auriculo-ventriculaires, particulièrement pour l'oreillette gauche, et de l'ossification de la valve mitrale. Il isole parfaitement l'hypertophie concentrique ventriculaire gauche, sans dilatation cavitaire, mais reconnaît très honnêtement dans la deuxième édition de son traité l'antériorité de la description de Bertin.

Il décrit les ramollissements localisés, zones jaunâtres ou violacées cicatricielles, sujettes aux déchirures, sur la paroi libre et le septum. Ces ramollissements localisés, constatés chez des patients sujets « aux étouffements fréquents, conséquences d'affections aiguës » évoquent l'infarctus du myocarde. Les ramollissements diffus avec un cœur friable et dilaté surviennent chez des sujets « cachectiques avec des battements irréguliers, affaiblis et sourds ». Il souligne que les indurations et ossifications vasculaires diffuses sont fréquemment associées aux maladies du cœur et seraient la conséquence d'« abérrations de la nutrition dont il n'est pas facile de connaître le principe ». Dans ce domaine, il apparaît de manière surprenante comme un véritable précurseur. Les malformations congénitales ne lui ont pas échappé sur le plan anatomique, et il rapporte la persistance du trou de Botal, la fréquence des communications interventriculaires, la persistance du canal artériel, des rétrécissements valvulaires pulmonaires et aortiques. En revanche, il méconnaît les possibilités de l'auscultation dans la détection des communications septales: « Les deux côtés du cœur se contractant à la fois et étant pleins de sang l'un et l'autre, les deux masses de sang qui se heurtent ne doivent pas produire de bruit bien distinct. »

Sur le plan clinique, quelques descriptions sont saisissantes. Le frémissement cataire lui inspire un chapitre et on ne peut que le citer: « Ce signe s'observe toutes les fois qu'il y a un rétrécissement d'un orifice du cœur. Ce frémissement est le même que celui qui accompagne le murmure de satisfaction que font entendre les chats quand on les flatte de la main. » Son siège est parfaitement décrit et Laennec remarque qu'on le retrouve quelquefois sur les vaisseaux carotidiens. Il décrit sous l'image « bruit de soufflet » bien des souffles organiques dont il précise la tonalité et l'intensité, « soufflet musical, ou en bruit de scie plus rude ». Le lieu d'auscultation et le temps indiquent l'orifice atteint. Si ces bruits traduisent le rétrécissement d'un orifice, ils peuvent se produire en dehors de lésions organiques et il aborde les souffles fonctionnels, anémiques en particulier. Avec prémonition, il pense que les ruptures de piliers et de cordages, le flottement de la valve mitrale, pourraient donner sous le stéthoscope des signes spécifiques. Il constate que, si les végétations sur les valvules peuvent demeurer absolument latentes lorsqu'elles entravent le jeu valvulaire, elles donnent des signes analogues à ceux des ossifications. Comme Corvisart, il souligne que le battement et la distension des jugulaires correspondent aux dilatations des cavités droites. Bien avant Harzer, Laennec reconnaît que l'hypertrophie du ventricule droit donne une forte impulsion dans la région sous-sternale. La supériorité de l'auscultation sur la seule prise du pouls, trompeuse, est évidente et cette technique lui paraît, avec le stéthoscope, facilitée et promise à un grand avenir.

En revanche, on ne peut que s'étonner de l'interprétation de l'origine des bruits du cœur, décevante, et il paraît incroyable que Laennec fasse chronologiquement succéder la contraction auriculaire à celle des ventricules. Diverses théories furent avancées pour expliquer ce que Ruillère appelle la « bévue de Laennec ». Mais si on se réfère au texte, on est obligé de constater une certaine confusion : « Au moment où l'artère vient frapper le doigt, l'oreille est légèrement soulevée par un mouvement du cœur isochrone à celui de l'artère et accompagné d'un bruit un peu sourd quoique distinct. L'isochronisme ne permet pas de méconnaître que le phénomène est dû à la contraction des ventricules. Immédiatement après et sans aucun intervalle, un bruit plus éclatant et analogue à celui d'une soupape qui se relève, d'un fouet, d'un chien qui lape, annonce la contraction des oreillettes. » Les controverses sur l'origine des bruits du cœur ont duré cinquante ans et Laennec n'est pas le seul à avoir eu une conception erronée de leur origine puisque Hope, Magendie, Piorry se sont aussi totalement égarés.

L'apport de Laennec en cardiologie n'atteint pas les éclatantes vérités qu'il a formulées en pneumologie, dans le cadre de la tuberculose et bien d'autres domaines. Il acquit en quelques années une réputation internationale et, en 1821, son traité fut traduit en anglais, l'année suivante en allemand. Des dizaines de médecins européens vinrent à Paris suivre son enseignement. En 1819, exténué par son travail et miné par la tuberculose qui devait l'emporter, il se démet de ses fonctions de chef de service hospitalier, quitte Paris et regagne la Bretagne. Après deux ans de retraite en famille, il accepte les fonctions de professeur et lecteur royal au Collège de France. Très malade, après une deuxième édition de son livre, il quitte Paris et meurt en Bretagne, près de Douarnenez, le 13 août 1826.

Faisant de la clinique une véritable science, Laennec a bouleversé l'exercice de la médecine et l'importance de son œuvre nous paraît supérieure à celle que lui-même et ses contemporains pouvaient s'imaginer. Ce n'est pas seulement l'invention du stéthoscope, simple moyen d'investigation qu'il ne cessa d'améliorer, qui explique le succès de Laennec, c'est son intelligence, la pertinence de ses observations, la rigueur de son raisonnement qui justifient l'admiration que tout le corps médical lui porte.

– *Broussais*

Forte personnalité mais caractère ombrageux, Broussais eut une brillante carrière, mais il s'opposa aux idées de Laennec et s'insurgea contre la méthode anatomoclinique. Breton lui aussi, jacobin, médecin de la marine, puis des armées napoléoniennes, il fut un travailleur infatigable, un esprit passionné mais souvent obstiné et dogmatique. Sa carrière fut exemplaire, d'abord médecin militaire, il devint chef de service au Val-de-Grâce et termina professeur au Collège de France. Adversaire farouche des idées de Laennec, il s'est attaqué avec partialité et une agressivité déplorable à ses publications. Il n'avait que mépris pour les « ouvreurs de cadavres », niant avec obstination et couvrant de sarcasmes leurs constatations anatomopathologiques.

Il a prétendu réduire l'ensemble de toute la pathologie à un commun processus bizarre d'irritation et d'inflammation des organes essentiellement digestifs qu'il appelait « phlegmasie », conduisant la médecine dans une impasse dont Laennec l'a sorti. Sous des apparences novatrices, il fit preuve d'un conservatisme rétrograde, revenant

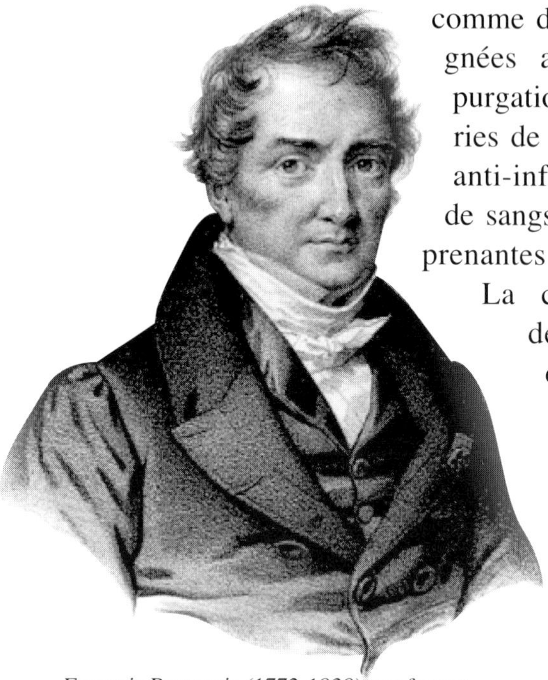

François Broussais (1772-1838), professeur au Collège de France et farouche adversaire de Laennec. Lithographie de Delpech.
© Assistance publique des hôpitaux de Paris.

comme dans les siècles passés aux saignées abusives, aux sangsues, aux purgations. Le rayonnement des théories de Broussais sur la thérapeutique anti-inflammatoire par l'application de sangsues eut des conséquences surprenantes qui font sourire aujourd'hui. La consommation des sangsues devint énorme et l'on importa des sangsues de toutes les régions marécageuses de l'Europe, Bohême, Hongrie. Un service de chariots de poste fut organisé et il passait à Strasbourg des voitures remplies de sacs contenant des millions de sangsues ! On estima en 1824 une consommation de sangsues dépassant quatre-vingts millions. Les polémistes, les écrivains ont tourné en dérision cette pratique. Broussais est aujourd'hui très sévèrement jugé bien que ses théories de l'inflammation non spécifique aient été reprises dans la genèse de certaines affections avec plus de modération et de discernement. Son apport en cardiologie est pratiquement infime.

Bertin, plus âgé que Laennec, était chef de service à l'hôpital Cochin. Il a accumulé au cours de sa carrière un grand nombre d'observations anatomiques concernant les maladies du cœur, et fut un partisan de la méthode anatomoclinique. Il présenta de 1811 à 1821 une série de mémoires à l'Académie des sciences dans le domaine des dilatations et des hypertrophies cardiaques. Il s'efforça de nuancer, de clarifier et compléter les publications de Corvisart à propos des anévrysmes actifs et passifs du cœur. Ses travaux sur les hypertrophies simples sans dilatation du ventricule gauche laissent penser qu'il fut le premier à avoir décrit l'hypertrophie concentrique. Ses travaux sont cités d'ailleurs dans la deuxième édition du *Traité de l'auscultation médiate* de Laennec qui fut d'une probité exemplaire. Corvisart, chargé de rédiger un rapport sur le mémoire de Bertin, eut la faiblesse d'oublier cette description princeps qui remettait en cause ses théories. Mais un des plus grands mérites de Bertin est d'avoir contribué à la formation et à l'orientation cardiologique de son interne Jean Bouillaud.

Dans le domaine des cardiopathies valvulaires, Bouillaud compléta la séméiologie stéthacoustique du rétrécissement mitral en décrivant le bruit de rappel, le claquement d'ouverture, finesse séméiologique utile, mais surtout il est universellement connu pour ses travaux sur les cardites rhumatismales. Né en 1796 dans un milieu provincial modeste, il fut orienté vers la médecine par son oncle, médecin lui-même. Sa vie fut agitée et il participa aux campagnes de Napoléon pendant les Cent-Jours, faisant le coup de feu contre les alliés autour de Paris en 1815. Mis en congé après l'abdication de l'empereur, il reprit ses études médicales à Paris, où il fit la connaissance de Balzac ; sous le nom d'Horace Bianchon dans *La Messe de l'athée*, l'écrivain le dépeint comme un homme droit, ferme dans ses idées comme dans sa conduite. En 1818, interne des hôpitaux de Paris, sa chance fut de travailler avec Broussais, Laennec et surtout Bertin dont il devint le premier assistant. Il se développa entre les deux hommes une mutuelle confiance et une solide amitié, Bertin lui apportant une aide précieuse pour le faire nommer à l'agrégation.

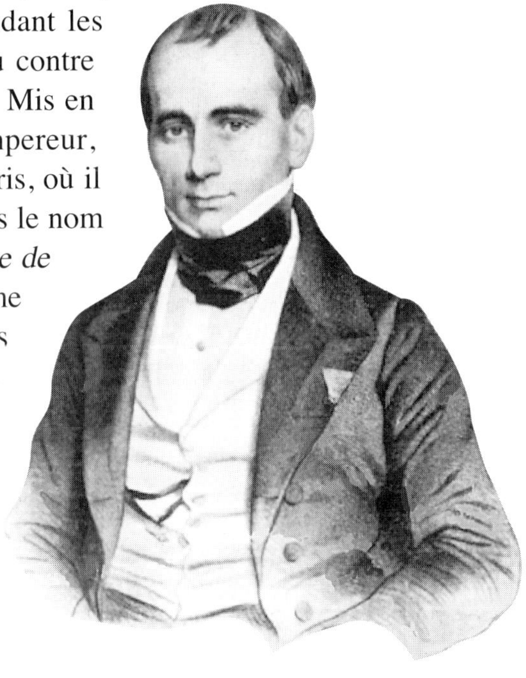

Jean Bouillaud (1796-1881), auteur de lois sur les relations entre rhumatisme articulaire aigu et atteinte cardiaque.
© Assistance publique des hôpitaux de Paris.

Il publie en 1824 avec son maître un traité clinique des maladies du cœur où il décrit l'inflammation de la membrane interne du cœur, la cardite. Il précise le temps diastolique à l'auscultation des anomalies dues aux rétrécissements auriculo-ventriculaires et le temps systolique de bruits dus aux rétrécissements des orifices artériels. En 1835, il présente l'état de ses travaux et, sur le rhumatisme articulaire aigu, ses rapports avec les cardites et péricardites rhumatismales. Il eut le mérite incontestable de définir clairement le tropisme cardiaque de la maladie qui en conditionne la gravité et la singularité. Les différentes phases de l'endocardite rhumatismale, avec l'inflammation initiale de l'endocarde valvulaire et pariétal puis l'épaississement et l'apparition de végétations sur le bord libre des valvules, sont clairement précisées. La dernière phase de cicatrisation, sclérose et « cartilaginisation et ossification » des commissures et des valvules, lourde de conséquences, créant les rétrécissements valvulaires, ne lui a pas échappé.

Dans les années suivantes, il édicte les lois de coïncidence qui ont dominé toute la pathologie rhumatismale du cœur pendant cent cinquante ans. Sur le plan stéthacoustique, Bouillaud sut préciser les caractéristiques des frottements péricardiques et ébaucher la description des bruits de galop. Il consacra plusieurs articles aux anévrysmes de l'aorte, et insista sur le rôle de l'oblitération veineuse comme cause d'œdèmes des membres inférieurs.

Tous ces médecins étaient d'éminents cliniciens, faisant le lien entre les signes relevés à l'examen clinique et leur correspondance anatomique après autopsie. On peut parler d'une école parisienne qui va attirer dans la capitale de nombreux médecins étrangers, qui y apprendront l'auscultation et les finesses de l'examen clinique.

En Angleterre, Peter Mere Latham, né à Londres en 1789, eut une carrière brillante et réalisa des travaux dans des domaines voisins. Ayant fait des études à Oxford et subi une formation au Saint-Bartholomy Hospital, Latham obtint son diplôme de médecin en 1814. Rapidement converti à l'emploi du stéthoscope dont il préconisa l'emploi après son passage à Paris, il devint un praticien londonien très recherché et un enseignant de grande qualité.

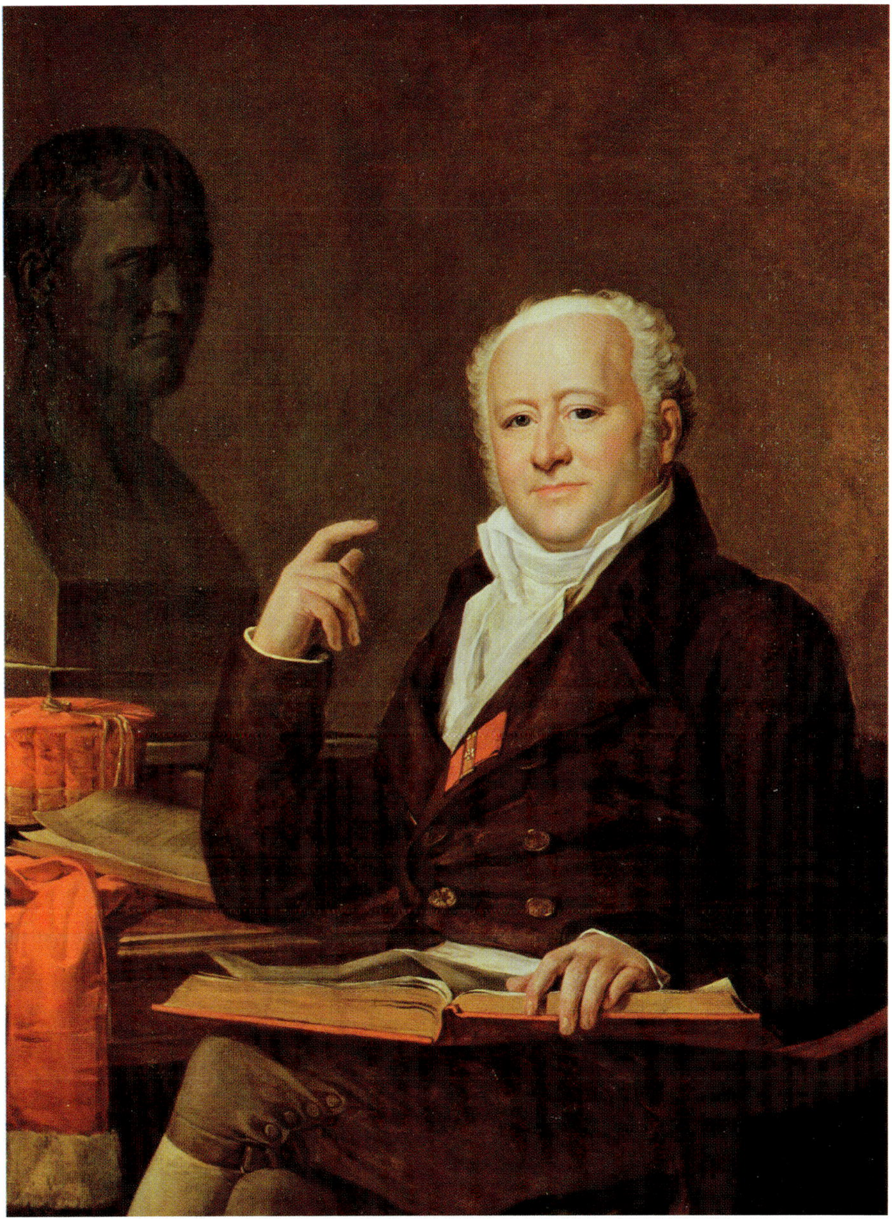

Portrait de Jean-Nicolas Corvisart des Marets (1755-1821), huile sur canevas, 1809, par Anicet-Charles Lemonnier (1743-1824), musée d'Histoire de la médecine, Paris, France. Corvisart, maître de la percussion, fut le premier médecin de l'empereur.
© Lauros/Giraudon/Bridgeman Art Library.

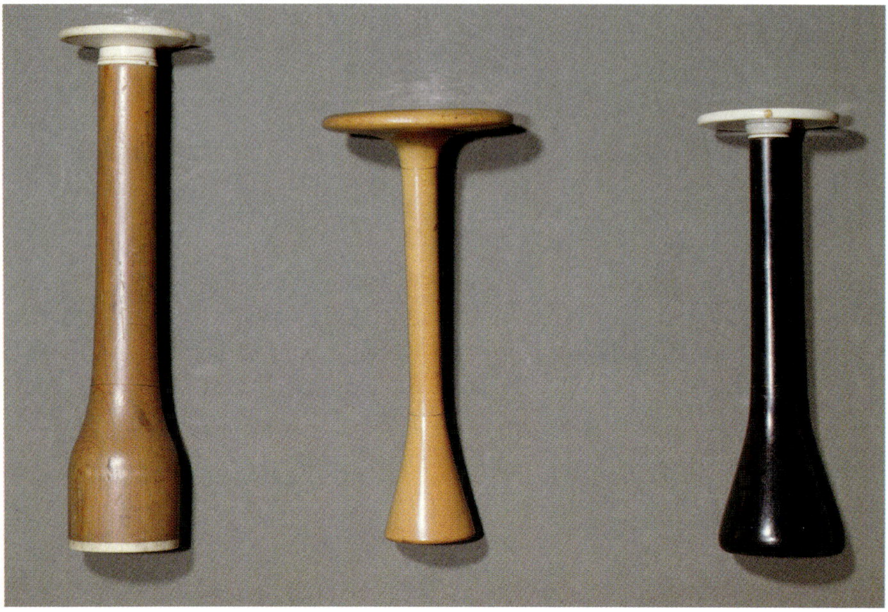

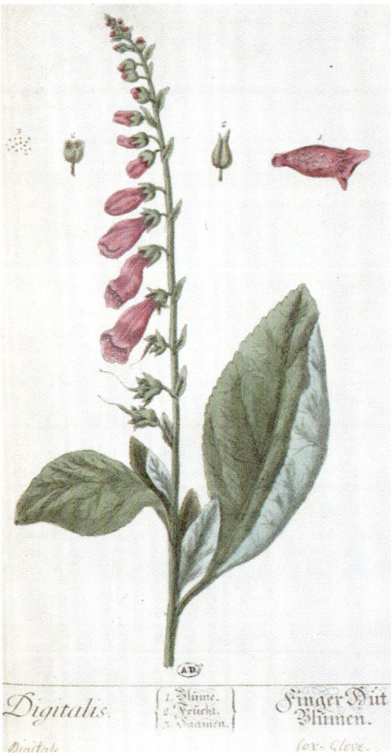

Ci-dessus :
Trois modèles de stéthoscopes en bois datant de l'époque de René-Théophile Hyacinthe Laennec (1781-1826), école française du XIXe *siècle, musée d'Histoire de la médecine, Paris, France.*
© Archives Charmet/Bridgeman Art Library.

Ci-contre :
Digitalis purpurea, *tiré de* Herbarium Blackwellianum, *plume et encre sur papier, 1757, par Élisabeth Blackwell, bibliothèque des Arts décoratifs, Paris, France.*
© Archives Charmet/Bridgeman Art Library.

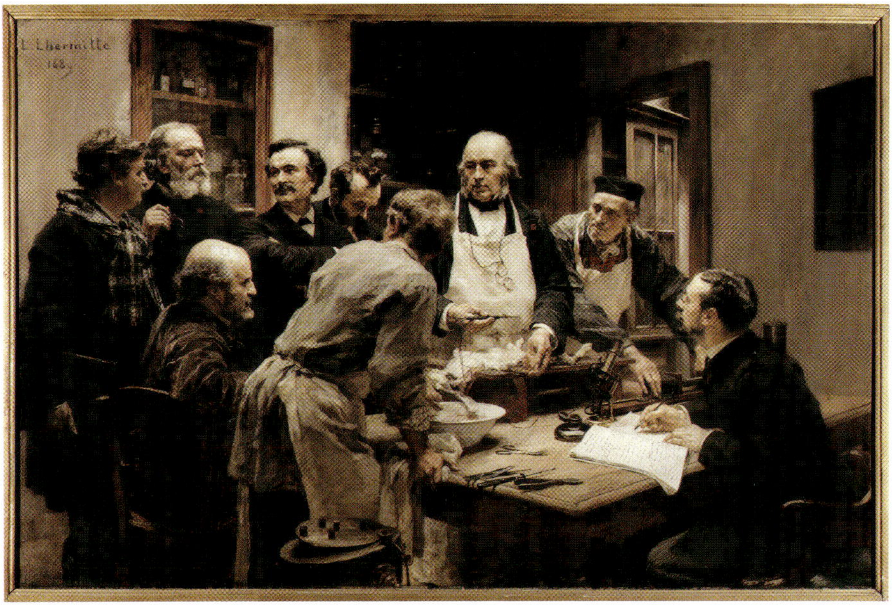

Ci-dessus :
La Leçon de Claude Bernard *(1813-1878) ou* Séance au laboratoire de vivisection, *huile sur canevas, 1889, par Léon Augustin Lhermitte (1844-1925), Académie de médecine, Paris, France. © Lauros/Giraudon/Bridgeman Art Library.*

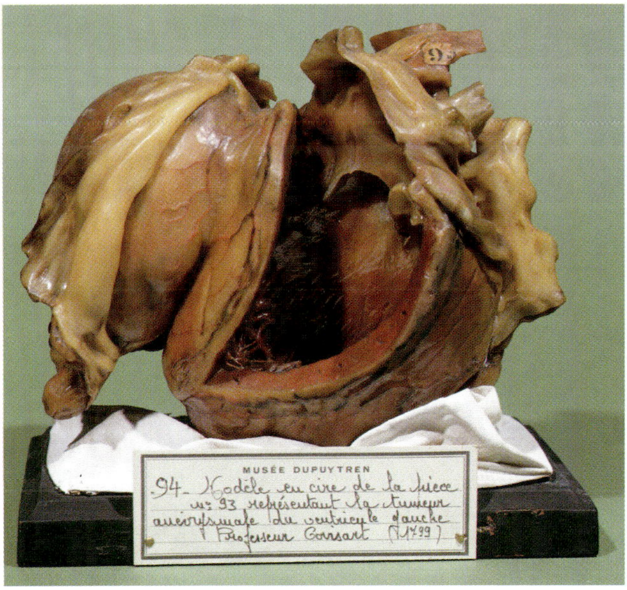

Ci-contre :
Modèle d'une tumeur au ventricule gauche, 1799, école française du XVIIIe siècle, musée Dupuytren, Paris, France. © Archives Charmet/ Bridgeman Art Library.

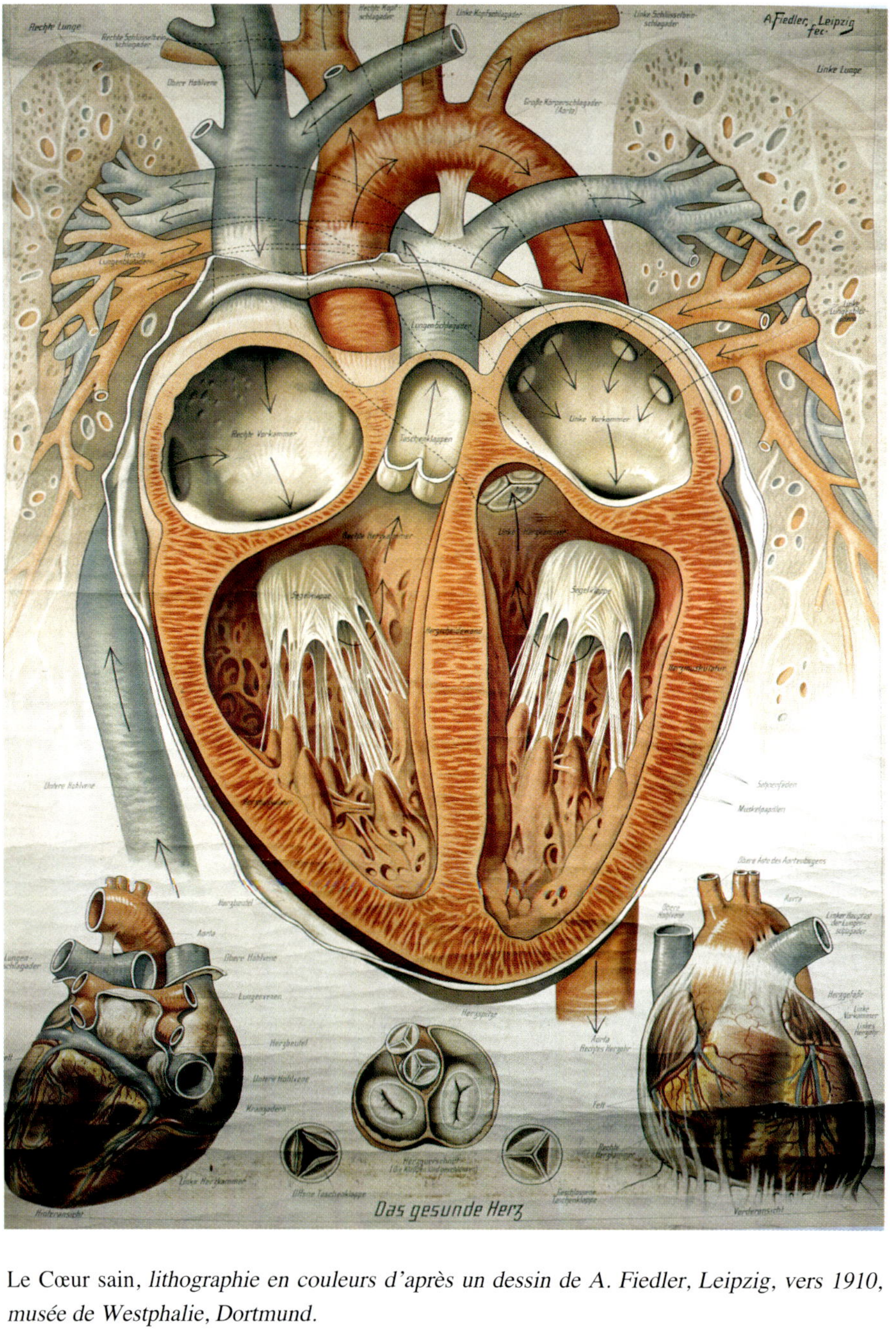

Le Cœur sain, *lithographie en couleurs d'après un dessin de A. Fiedler, Leipzig, vers 1910, musée de Westphalie, Dortmund.*

Sur le plan clinique, il fut un des premiers à rétablir la cause véritable du deuxième bruit, qu'il rattacha à la fermeture des valvules sigmoïdes en conservant des doutes sur l'origine réelle du premier bruit, qui pouvait avoir une composante musculaire. Il fit une révision critique des données de l'auscultation, soulignant ses limites et apprenant à ses élèves que l'intensité, la musicalité des souffles, n'étaient pas toujours le signe d'une atteinte cardiaque sévère. Latham insista sur l'auscultation après un effort et observa que certains souffles pouvaient être rattachés à des malformations thoraciques. Il compléta la description des diverses formes cliniques de l'angor et, rapportant trois observations de mort subite après des crises répétées, il disserta sur l'origine de la crise, évoquant une douleur musculaire cardiaque et parlant à ce propos de « spasme du cœur ». Il s'intéressa aux atteintes dégénératives du cœur et aurait pu être le premier à décrire l'infarctus du myocarde : chez un patient souffrant de douleur thoracique prolongée, il constata *post mortem* une dégénérescence musculaire et une perforation septale. Latham eut le mérite de décrire les déformations thoraciques de l'asthme chronique, des hypertrophies et dilatations du cœur droit. Comme Bouillaud, il souligna la fréquence des atteintes cardiaques dans près de deux tiers des cas de rhumatisme articulaire aigu, s'intéressa aux anomalies des bruits du cœur dans ce syndrome. Comme le cardiologue français, il mit l'accent sur la nécessité de l'auscultation quotidienne des patients atteints de rhumatisme aigu pour détecter une cardite et sur la possibilité de nouvelles atteintes cardiaques en l'absence de signe articulaire majeur. Désarmé comme d'autres dans le traitement de la cardite, il préconisa sans succès le calomel en tant qu'agent anti-inflammatoire et réparateur.

4) Les progrès du XIXe siècle

La fin du XIXe siècle vit l'essor de techniques d'exploration dont les physiologistes furent les premiers bénéficiaires. Surtout, il est apparu à quelques grands cliniciens que la confrontation anatomoclinique n'était pas suffisamment démonstrative lorsqu'elle se limitait à l'étude macroscopique des organes : les progrès de l'instrumentation optique offraient des possibilités nouvelles. Alors que la biologie est par essence transformation, mouvement, la méthode anatomoclinique, statique, ne pouvait avoir que des apports modestes. Les médecins alors commencèrent à voir la pathologie cardiaque non seulement comme la conséquence d'altérations structurales mais comme le résultat d'atteintes de la fonction cardiaque. L'observation, l'expérimentation animale et la recherche physiologique vont conduire en quelques années à une connaissance plus précise du fonctionnement du corps humain et du cœur en particulier. Le mouvement physiologique du XIXe siècle s'avéra particulièrement fructueux dans le domaine cardiovasculaire. Dans une pléiade de noms, on doit retenir ceux de Claude Bernard, de Marey et de Ludwig.

Claude Bernard fut un homme de génie qui a introduit un esprit nouveau : « La médecine est destinée à sortir peu à peu de l'empirisme, et elle en sortira par la méthode expérimentale. » Fils de paysans beaujolais, Claude Bernard fut d'abord simple commis dans une pharmacie. Il souhaitait entreprendre une carrière littéraire et artistique mais, découragé par quelques échecs, il fut dirigé finalement vers la médecine. Nommé externe à Paris en 1837, il atteint difficilement l'internat, échoue à l'agrégation de médecine et se tourne alors vers la physiologie : « La base de la médecine, disait-il, doit être la physiologie [...] ; la connaissance de l'état pathologique ne saurait être obtenue sans la connaissance de l'état normal. » Il tient une place aussi grande dans l'histoire des sciences expérimentales que dans celle de la philosophie positive.

Ses travaux sur les fonctions digestives, sur le pancréas et le fonctionnement hépatique ont été décisifs, mais sa découverte fondamentale, par sa portée générale, fut la fonction glycogénique du foie. Il publia un ensemble de découvertes sur la vasomotricité nerveuse et, en 1858, il avait achevé l'étude des nerfs vasodilatateurs. Surtout, Claude Bernard fut le grand doctrinaire de la méthode scientifique en biologie et son *Introduction à l'étude de la médecine expérimentale* compte parmi les écrits scientifiques et philosophiques les plus remarquables de son siècle.

L'apport majeur de Claude Bernard, fructueux pour toute la médecine, repose sur cette assertion : la connaissance médicale ne peut reposer que sur l'observation rationnelle des phénomènes spontanés et provoqués. Convaincu de la primauté des données de l'investigation soumises au jugement de la critique et de l'expérience, il écrit: « La méthode expérimentale n'est qu'un raisonnement à l'aide duquel nous soumettons nos idées à l'expérience des faits », et bien des progrès ultérieurs dans la recherche seront le fruit de cette réflexion. Connaissant les travaux hémodynamiques de Marey, il fut le premier à prévoir la place privilégiée que le cathétérisme cardiaque allait prendre en physiologie dans l'exploration du système cardiovasculaire. Malheureux dans sa vie privée, il se consola de ses déboires familiaux par un travail acharné et fut soutenu par l'admiration fervente de tous les hommes de science. Claude Bernard fut élu à l'Académie des sciences et nommé au Collège de France.

Chapitre 3

L'essor de la discipline

1) En physiologie

Le développement de la physiologie cardiovasculaire résulte de l'assimilation par la recherche médicale des découvertes de la physique, de la chimie et de l'histologie.

Les travaux de Marey, de Chauveau et de Ludwig ont transformé la discipline et amélioré la connaissance de l'hémodynamique.

Marey, bricoleur de génie, est le père des méthodes graphiques. Il naît à Beaune en Bourgogne et fait ses études de médecine à Paris. Nommé à l'internat en 1856, il s'oriente rapidement vers la physiologie et, tout au long de sa carrière, il met au point des systèmes ingénieux permettant l'enregistrement de tracés artériels, du choc de la pointe, des pressions par des capteurs sensibles, inscrivant les accidents enregistrés par des jeux de stylets sur des cylindres rotatifs. Son approche de la biologie était dominée par la conviction que les enregistrements graphiques étaient à la base de la compréhension des phénomènes circulatoires. C'est le principal responsable de l'emploi des techniques graphiques d'investigation en physiologie et en cardiologie. L'emploi de moyens d'enregistrement

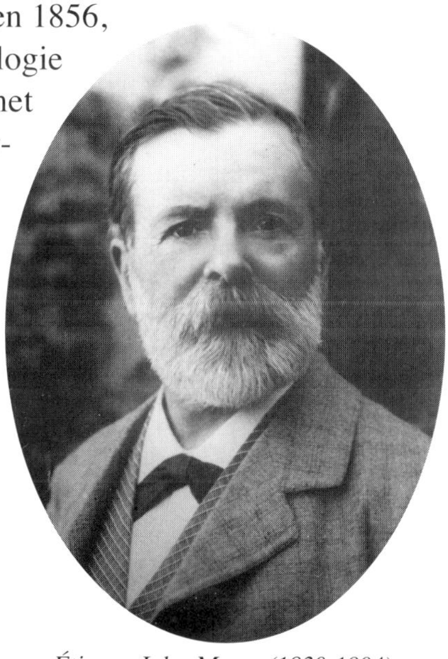

Étienne-Jules Marey (1830-1904), éminent physiologiste et père de l'étude de l'hémodynamique. Photographie prise autour de 1890. © AKG-images.

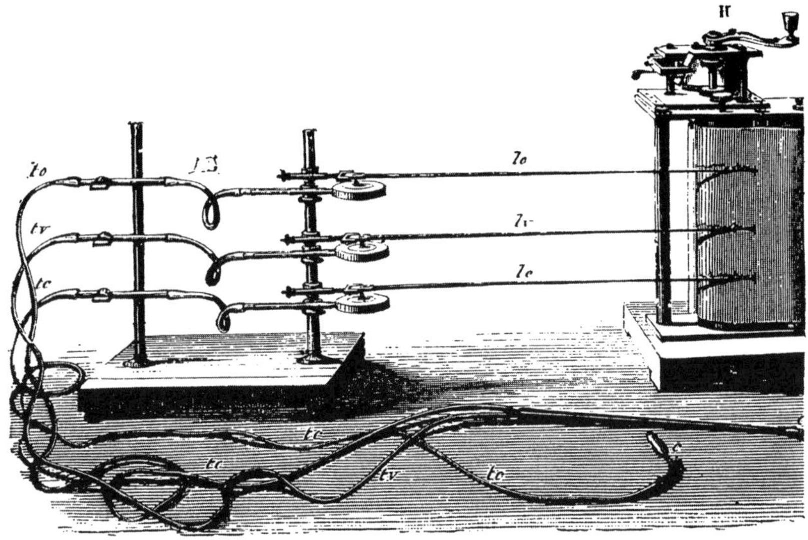

Polygraphe de Marey permettant l'enregistrement synchrone de battements artériels et du choc de la pointe. Dessin paru dans l'ouvrage de E.-J. Marey, La Circulation du sang à l'état physiologique et dans les maladies, *Paris, Masson, 1881.*

fiables a considérablement transformé notre connaissance de la fonction mécanique du cœur, de la durée et de la succession des divers phénomènes de la révolution cardiaque. Avec des sondes en gomme introduites dans les veines jugulaires ou les artères chez les chevaux, poussées dans les cavités cardiaques droites ou gauches, Marey, collaborant avec Chauveau, a étudié le niveau des pressions, la morphologie des courbes, le synchronisme des phénomènes de la révolution cardiaque. Les pressions veineuses, aortiques et ventriculaires, le jeu valvulaire, furent l'objet de ses recherches. Inventant de nombreux instruments, des sondes diverses à simple ou double lumière, des tambours avec des membranes sensibles pour des enregistrements des pressions et des phénomènes mécaniques de l'activité cardiaque, il est un des pères de l'hémodynamique. Par l'enregistrement de tracés synchrones, d'une qualité exceptionnelle, il a donné une impulsion remarquable à la physiologie cardiaque. Créant des lésions valvulaires chez l'animal, il a analysé les conséquences des fuites valvulaires aortiques et mitrales. Bien des domaines ont bénéficié de ses travaux : en 1876, étudiant les effets sur l'activité cardiaque d'excitations

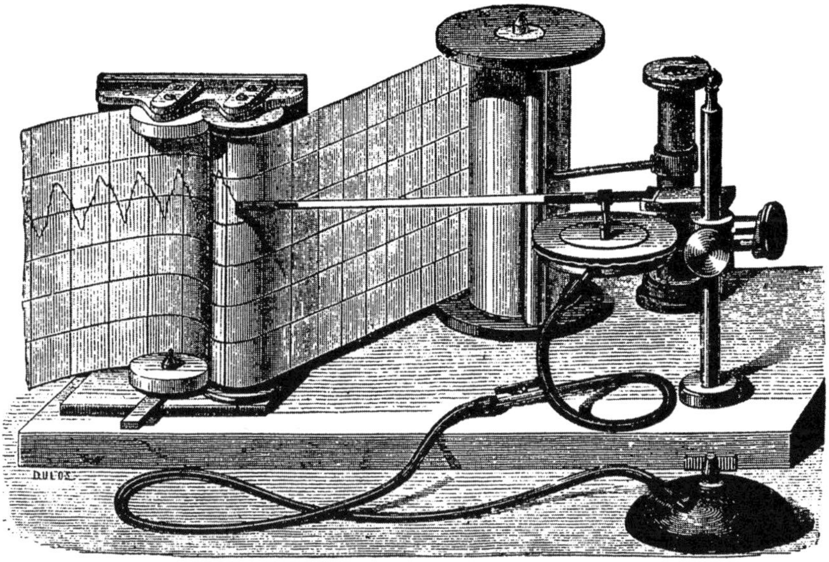

Système d'enregistrement sur papier (1881). Dessin paru dans l'ouvrage de E.-J. Marey, La Circulation du sang à l'état physiologique et dans les maladies, *Paris, Masson, 1881.*

électriques de plus en plus tardives après la systole ventriculaire, il établit la notion de période réfractaire. Observant les conséquences des extrasystoles, l'amplitude accrue de la pulsation post-extrasystolique ne lui a pas échappé. En 1885, Marey, suivant un patient ayant un rythme cardiaque à 30 par minute, démontra par un enregistrement polygraphique l'indépendance des contractions auriculaires et ventriculaires. Il avança une explication erronée de ce phénomène en l'attribuant à une intense stimulation vagale et ce fut His qui, en 1899, dans des circonstances expérimentales, décrivit le bloc auriculo-ventriculaire complet.

L'application de la microscopie à l'étude du cœur allait en effet permettre la description du tissu nodal et des voies de conduction, chaînon indispensable à la connaissance de l'activation cardiaque et à la propagation de l'influx. Cinq noms illustrent la description de ces formations essentielles, bases d'une meilleure connaissance des troubles du rythme cardiaque. Par ordre chronologique, il s'agit de Purkinje, d'His, de Tawara, de Keith et de James.

D'origine tchèque, Purkinje était un homme talentueux, polyglotte, s'intéressant à l'anatomie, à la physiologie et à la pharmacologie.

Travaillant sur le myocarde des ongulés, il mit en évidence, entre 1838 et 1846, un réseau sous-endocardique dont la fonction initialement mal comprise se précisa au fil des autres découvertes. Initialement, Purkinje le décrivit comme une formation fibreuse dont le rôle exact était mal saisi. Par la suite, il parla de cellules nerveuses noyées dans un réseau d'arborisations.

Tawara, plus tard, les autres formations du tissu nodal étant décrites, relia le réseau de Purkinje au faisceau de His, précisant leur fonction. Le faisceau dont His fit la découverte décisive fut décrit dans une publication originale en 1893, mais ce travail passa pratiquement inaperçu. Il avait observé une formation nerveuse reliant les parois auriculaires et ventriculaires. Par la suite, voyant que des publications sur ces connexions auriculoventriculaires ne mentionnaient pas son antériorité, il reprit quarante ans après ses travaux pour démontrer que c'était à lui que l'on devait la description princeps de ce faisceau.

His était né à Bâle, fils d'un anatomopathologiste connu qui dirigea son fils dans la même voie. Dès qu'il obtint son diplôme de médecin à Leipzig, His consacra ses travaux à l'anatomie, à l'embryologie, à l'innervation du cœur et par la suite à la transmission de l'influx cardiaque. Poursuivant des travaux embryologiques, il montra que, chez des embryons d'animaux, le battement cardiaque précédait la formation des nerfs et des ganglions, apportant ainsi la preuve de l'automaticité. En 1890, il publia un cas de maladie de Stokes Adams et soupçonna que l'interruption du faisceau en était la cause. Mais une polémique s'installa alors pour savoir si His ou Paladino, anatomopathologiste italien, avait la primauté de la description du faisceau. Ces discussions paraissent vaines aujourd'hui et l'antériorité de His n'est plus discutée.

Né et formé au Japon, histologiste travaillant dans l'équipe d'Aschoff à Marburg en Allemagne, Tawara fit une découverte permettant une meilleure compréhension de la transmission de l'influx. Il remarqua, à l'origine du faisceau de His, une formation hétérogène, une connexion volumineuse, située au niveau du plancher auriculoventriculaire dans la région tricuspidienne, connectée au tronc du faisceau de His. Ce nœud auriculoventriculaire s'intégrait donc pour Tawara aux autres éléments connus et il eut le mérite de faire la synthèse de l'ensemble des éléments anatomiques du tissu nodal. Peu après la publication de Tawara, le nœud sinusal fut découvert par Keith et Flack.

Keith, anatomopathologiste cardiaque déjà connu, ami de James Mackenzie, passait ses vacances avec lui dans le Kent. Au cours de leurs promenades, Mackenzie lui fit part des publications de Tawara et l'incita à explorer les arythmies. Flack, encore simple étudiant en médecine, participa aux travaux anatomiques sur des cœurs de patients décédés de cardiopathies. Après de nombreuses dissections de cœurs d'animaux, ils mirent en évidence chez l'homme une formation plexiforme volumineuse à l'abouchement de la veine cave supérieure dans l'oreillette droite. C'était un entrelacs de fibres nerveuses entourées d'un manchon de fibres conjonctives, de structure et d'aspect voisins du nœud de Tawara. Les deux auteurs démontrèrent que ce nœud était à l'origine du rythme sinusal. L'ensemble du tissu nodal était donc décrit et les études électrophysiologiques, avec les progrès techniques ultérieurs, allaient mieux préciser le cheminement de l'activation cardiaque. Kent, Mahaim, James complétèrent par la description de voies de conduction accessoires la compréhension des syndromes de préexcitation ventriculaire.

2) Les cliniciens

Quelques grands cliniciens en France et à l'étranger méritent que l'on s'arrête sur leurs travaux, mais on ne peut citer la multitude de cardiologues et de médecins qui firent avancer notre discipline.

Pierre-Carl Potain (1825-1901) apporta beaucoup à l'auscultation cardiaque et nous insisterons sur son rôle dans un chapitre particulier consacré à la mesure de la tension artérielle. Son nom demeure lié à la description du claquement d'ouverture, des bruits de galop, de l'expansion hépatique du foie dans l'insuffisance tricuspidienne. Très intéressé par les techniques d'investigation, il inventa le sphygmomanomètre, avancée remarquable qui permit, au lit du patient, de généraliser la prise tensionnelle. Willam Osler n'était pas un pur cardiologue puisqu'il exerça surtout en médecine interne, mais ses publications les plus célèbres concernent notre spécialité. D'origine canadienne, il eut l'éducation rigoureuse d'un fils de *clergyman*, et suivit une formation universitaire à l'université de Mac Gill. Comme beaucoup de médecins de l'époque, il vint en Europe parfaire sa formation. À son retour, il exerça en pratique libérale puis, après quelques années, fut nommé au John Hopkins Hospital à Baltimore. C'est là qu'il fit ses publications essentielles sur les lésions valvulaires rhumatismales. On lui doit la description magistrale de l'endocardite infectieuse maligne lente, avec son tableau fébrile, ses embolies, ses complications nerveuses et rénales, ses végétations valvulaires. Il s'intéressa aussi aux spasmes coronaires, aux blocs auriculoventriculaires. Au sommet de sa carrière, il devint *senior lecturer* à Oxford.

Type même du médecin cultivé, humaniste du XIXe siècle, Herrick (1861-1954) eut une éducation qui le dirigeait vers les lettres et il conserva toujours ce penchant littéraire. Au début de sa carrière, il a écrit : « Le vrai médecin doit avoir une dualité, le médecin s'intéresse au malade, l'humaniste à l'être humain, à la personnalité du patient. » Commençant sa carrière par des travaux hématologiques, son principal mérite en cardiologie – trop oublié – est d'avoir établi les relations précises entre la thrombose aiguë coronaire et l'apparition de l'infarctus du myocarde. Ce premier travail, anatomoclinique, présenté à l'American College of Medicine, tomba complètement à plat et ne lui valut que des critiques. Quelques années plus tard, il reprit cette publication qu'il fit dans le *JAMA* en 1912. Dans les années suivantes, le diagnostic de l'infarctus fut facilité par l'électrocardiogramme, mais il fallut attendre encore cinquante ans pour que l'on reconnaisse qu'Herrick avait raison et que les techniques de revascularisation à la phase aiguë voient le jour.

James Mackenzie, fils de fermier, fut d'abord commis dans une pharmacie pendant quatre ans avant d'entreprendre des études médicales. Il obtint le diplôme de médecin à Édimbourg en 1878, fit un stage à Vienne avant de s'installer dans le Lancashire. Son intérêt pour la sphygmologie se manifesta dès qu'il exerça, démontrant sa curiosité à l'égard des phénomènes mécaniques de l'activité cardiaque. Il mit au point lui aussi un polygraphe lui permettant d'étudier la morphologie du choc apexien, des tracés artériels et veineux. Généraliste pendant plusieurs années, il s'installa comme consultant à Londres dans la rue des médecins renommés, Harley Street. Il devint difficilement *fellow* du Royal College of Medicine de Londres et *Lecturer in cardiac research* au London Hospital. Il consacra des travaux aux enregistrements graphiques de divers accidents de la révolution cardiaque et se passionna, comme Potain, pour ces méthodes de sphygmographie, publiant un remarquable traité, *The study of pulse.* Surtout, il s'intéressa aux arythmies et au pronostic des atteintes valvulaires, contribuant à l'individualisation de l'insuffisance cardiaque. Le concept de lésion cardiaque compensée par une adaptation, une hypertrophie myocardique permettant au cœur de surmonter et de s'adapter à une atteinte valvulaire était déjà en vigueur. Mackenzie discerna les conséquences d'une décompensation progressive ou brutale. L'élévation des pressions en amont de la lésion, causant de la dyspnée, de l'arythmie, des œdèmes, n'était pas seulement la conséquence de l'obstruction mécanique mais le témoignage de l'atteinte de la fonction ventriculaire. Mackenzie donna la primeur, dans l'évolution des cardiopathies de toute origine, à l'état myocardique, à la fonction du ventricule. La production du stimulus, l'excitabilité, la conductibilité, la contractilité et la tonicité (état qui conserve au myocarde durant la diastole un état contractile, léger, résiduel) sont les propriétés essentielles, les bases de la fonction ventriculaire.

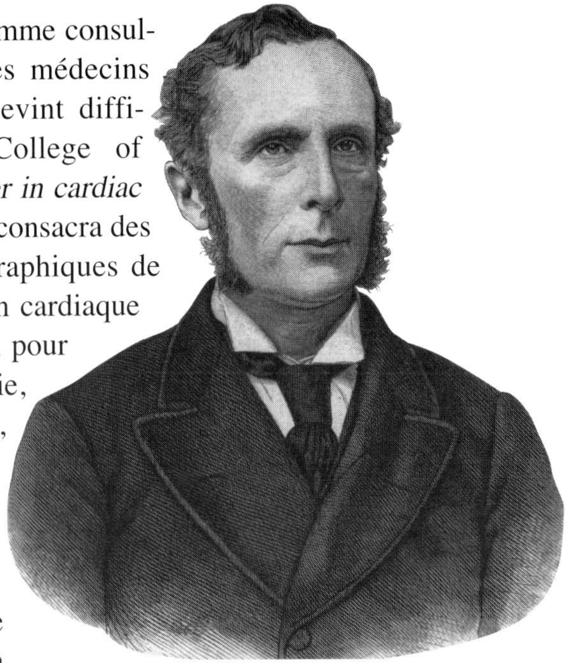

James Mackenzie (1837-1892) eut notamment pour patient l'empereur d'Allemagne Frédéric III. Gravure d'après une photographie, vers 1885. © AKG-images.

La notion d'une réserve disponible devant une surcharge de travail fut un concept nouveau, ardemment défendu par Mackenzie, l'épuisement de cette réserve entraînant l'insuffisance cardiaque ; les symptômes les plus frappants de l'insuffisance cardiaque étant les différents types de dyspnée, l'angor, les œdèmes et le signe physique le plus caractéristique étant le pouls alternant. La disparition de la tonicité se traduit par la dilatation cavitaire, l'apparition de souffles d'insuffisance mitrale ou tricuspidienne, la stase hépatique et la distension veineuse. Le nom d'« insuffisance cardiaque » s'imposa à partir de cette époque, et même si le syndrome avait été décrit depuis des décennies, le terme lui-même n'avait pas été utilisé. La conséquence de cette nouvelle méthode de penser, moins influencée par les constatations autopsiques que par les altérations de la fonction du cœur elle-même, ouvrit une ère nouvelle dans le domaine en plein essor de la physiopathologie.

Mackenzie fut anobli en 1915, eut un succès international et attira à Londres de nombreux médecins étrangers. Prenant sa retraite, il créa un institut de recherches cliniques et mourut d'une atteinte coronaire. Ce fut une personnalité exceptionnelle du début du XXe siècle coïncidant avec l'explosion des examens complémentaires. Quoique ardent défenseur des enregistrements graphiques, il discerna les risques de l'abus des nouvelles technologies : « Je crains que le jour puisse venir où le spécialiste du cœur ne soit plus un médecin regardant le corps dans son ensemble mais seulement avec des instruments de plus en plus compliqués, travaillant sur une petite partie très restreinte de l'individu. »

En France, Vaquez fut le successeur de Potain et s'intéressa non seulement à la pathologie cardiaque mais aussi à l'hématologie, laissant son nom à une forme de polyglobulie. Au cours de sa carrière, il s'intéressa aux phlébites, défendant le rôle des infections dans leur genèse, individualisant les septicémies veineuses subaiguës. Les atteintes syphilitiques de l'aorte, l'insuffisance ventriculaire gauche, suscitèrent de nombreuses publications. Poursuivant les travaux de Potain, il montra l'intérêt de la prise tensionnelle au cours de l'examen clinique, ardent défenseur du sphygmotensiophone et défendant la méthode auscultatoire. Il participa à l'exploration artérielle par oscillométrie qui allait s'imposer pendant cinquante ans. Vaquez, dans le domaine de l'hypertension artérielle, a décrit les hypertensions paroxystiques, montré l'intérêt de la pression artérielle moyenne dans l'étude du pronostic de cette maladie. Ayant foi dans les nouvelles méthodes d'exploration, il lutta contre l'immobilisme de l'assistance publique pour imposer l'installation du premier électrocardiographe et d'un poste de radiologie, au terme de sa carrière à Paris. Il créa le grand journal français de cardiologie, *Les Archives des maladies du cœur*.

Dans le domaine de la physiologie, il y eut en cette fin de siècle des avancées dans tous les domaines. En 1870, Fick fit sa première communication sur le débit cardiaque, sa méthode de mesure tirée du quotient de la consommation en oxygène et de la différence artérioveineuse. Il étudia les phénomènes mécaniques de la contraction cardiaque et établit les relations entre la force de la contraction et le degré de distension de la cavité. Frank compléta ces travaux sur le cœur isolé de grenouille dont l'aorte avait été liée, montrant les conséquences sur la pression diastolique d'une augmentation de la force de la contraction. Starling, professeur de physiologie à Londres, commença dans sa carrière à étudier la circulation et les échanges capillaires, analysant les mouvements transmembranaires de l'eau et des électrolytes et expliquant la pathogénie des œdèmes. Poursuivant les travaux de Frank, sur des préparations isolées cœur-poumon, il s'intéressa aux relations entre les pressions de remplissage, l'étirement diastolique du ventricule et la force de la contraction, énonçant dans une conférence célèbre la « loi du cœur ». Les réactions aux publications de Starling furent mitigées, certains l'accusant de plagiat à l'égard de Frank, d'autres considérant que sa loi du cœur n'avait aucune portée pratique, ne jouait aucun rôle chez l'homme, n'était finalement qu'une curiosité biologique. Il fallut attendre une trentaine d'années pour que ces concepts soient appliqués à la physiopathologie de l'insuffisance cardiaque congestive. La pratique courante du cathétérisme droit, les études de la fonction ventriculaire firent redécouvrir les principes de Starling. Au concept de la *forward failure* s'ajouta la *backward failure* expliquant la stase veineuse et le retentissement d'amont.

Sir Thomas Lewis fut au début du siècle une éminente personnalité de la cardiologie européenne. Il commença sa carrière comme physiologiste, s'intéressant à la genèse du pouls artériel, à son dicrotisme, au pouls alternant et au pouls paradoxal. Ayant eu connaissance des travaux d'Einthoven, il alla le voir en Hollande et se passionna alors pour l'électrocardiographie. Nous ferons état de ses travaux dans le chapitre consacré à cette technique mais l'apport de Lewis fut primordial dans la connaissance des arythmies, des hypertrohies myocardiques. Mais toute son œuvre ne se résume pas à des travaux électrocardiographiques et il orienta aussi ses recherches cliniques sur les atteintes vasculaires périphériques, les troubles vasomoteurs des extrémités et la circulation cutanée.

Un grand nombre de cardiologues, fameux, brillèrent dans tous les domaines de la cardiologie, enrichie de nombreuses méthodes d'exploration. Comme cliniciens, on peut retenir les noms de Paul Dudley White, en France de Charles Laubry, de Gallavardin, des membres de l'école parisienne de Laubry avec Lenègre, Soulié, Froment à Lyon et Bouvrain.

Paul Dudley White est considéré par certains comme le père de la cardiologie aux États-Unis. Praticien talentueux, touchant à tous les domaines de la discipline, il fut surtout un grand organisateur, donnant à la cardiologie aux États-Unis d'extraordinaires moyens de recherche. Fils de médecin, né dans le Massachusets, il entra à la Harvard Medical School en 1907 et fut diplômé de cette université en 1907. D'abord pédiatre, il s'orienta vers la cardiologie par la suite et vint en Angleterre suivre l'enseignement de Thomas Lewis à Londres. Très conscient de l'apport de l'électrocardiogramme, il publia sur les arythmies puis revint à Boston où il fit des travaux cliniques dans tous les domaines de la cardiologie. Outre ses publications dans la pathologie coronaire et sa prévention, il s'intéressa aux diverses arythmies, en particulier la fibrillation auriculaire. Les préexcitations ventriculaires retinrent son intérêt et il termina la description du syndrome électrocardiographique qui porte son nom et celui de Wolff et de Parkinson. Il collabora avec les pneumologues pour décrire les hypertensions pulmonaires associées aux pneumopathies et publia sur le cœur pulmonaire. Esprit rigoureux, précis, méthodique, il s'intéressa à l'épidémiologie, sut par des appuis politiques trouver des crédits pour le développement de la cardiologie et contribua à mettre sur pied le début du programme épidémiologique de Framingham.

En France, Louis Gallavardin est une personnalité exceptionnelle de notre discipline. Nommé à 28 ans médecin des hôpitaux de Lyon, il les quitte à 53 ans en 1928 pour exercer en pratique privée libérale. Il avait consacré sa thèse à la « dégénérescence graisseuse » du cœur et, tout au long de sa carrière, publia dans tous les axes de la cardiologie. Ses contributions essentielles concernent l'angine de poitrine. Il fit sur ce thème un rapport au Congrès français de médecine en 1925 : il en discute parfaitement les aspects cliniques, la physiopathologie, les modalités du diagnostic dans un traité d'une limpidité remarquable demeuré célèbre, *Les Angines de poitrine.* Il a décrit les syncopes du rétrécissement aortique, le rétrécissement mitral œdémateux à petite oreillette gauche. Sur le plan ryhmique, il a publié sur les tachycardies ventriculaires bénignes des sujets jeunes, la maladie de Bouveret à laquelle il consacra plus de vingt publications, l'extrasystolie auriculaire en salves. Enfin, il rédigea un des premiers livres consacrés à l'hypertension artérielle, presque découragé par son éditeur qui ne voyait en 1920 aucune portée pratique de ce traité.

Charles Laubry (1872-1960) fut un élève de Vaquez et s'imposa en quelques années comme un des plus grands cardiologues européens et le maître de la cardiologie francaise. Il consacra ses travaux initiaux à la mesure de la tension artérielle, à l'hypertension artérielle

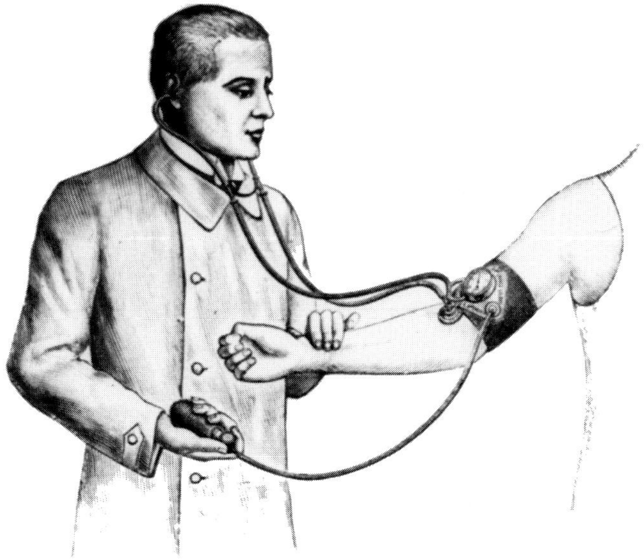

Fig. 3. — Appareil applique sur le bras, avec le sphygmophone en place : manière de tenir la poire de compression

Prise de la tension artérielle avec le sphygmomanomètre et auscultation des bruits artériels (méthode de Korotkoff). © Imothep médecine sciences.

et à l'insuffisance cardiaque. Puis il fit de nombreuses publications sur les bruits de galop, les relations entre l'athérosclérose coronaire et l'angine de poitrine, l'infarctus du myocarde, et publia en 1943 un traité demeuré longtemps un classique de la cardiologie, *Les Maladies des coronaires*. Avec Pierre Soulié, il réalisa de nombreux travaux dans un domaine à l'époque peu attractif, celui des cardiopathies congénitales, auquel il consacra un autre traité, un classique aujourd'hui sur ce sujet. Il consacra d'énormes efforts à développer la spécialité, regroupant autour de lui une équipe très diversifiée et brillante qui publia dès 1920 sur la radiologie cardiaque, l'électrocardiographie, la phonomécanographie. Il fonda la Société française de cardiologie. Si P. D. White est le père de la cardiologie américaine, on peut considérer Charles Laubry comme le père de la cardiologie francaise. Ses deux élèves, Jean Lenègre et Pierre Soulié, donnèrent une impulsion remarquable à la discipline.

Jean Lenègre fut nommé médecin des hôpitaux en 1937 et à l'agrégation de médecine en 1939. Sous sa direction, son élève P. Maurice publia sur l'intérêt du cathétérisme cardiaque et l'étude des pressions pulmonaires dans les principales valvulopathies et l'insuffisance cardiaque pendant la guerre 1939-1945, ce qui fit méconnaître sa contribution au développement de la technique exploitée aux États-Unis par Cournand. Maurice fut le premier au monde à enregistrer des tracés électrocardiographiques endocavitaires. Animateur incontesté, travailleur infatigable, regroupant autour de lui une équipe très brillante, Lenègre publie dans tous les secteurs de la cardiologie, l'anatomie pathologique des blocs auriculoventriculaires, l'infarctus du myocarde, laissant sur ce thème un superbe traité fait avec son élève Jean Himbert et comportant une extraordinaire iconographie. Très rigoureux, clinicien avisé, il présida la Société francaise de cardiologie, la Société européenne et devint membre de l'Académie de médecine. Jean Lenègre fut un des cardiologues français les plus réputés à l'étranger et de nombreux élèves, venus du monde entier, vinrent suivre son enseignement à l'hôpital Boucicaut.

Esprit très fin, doté de beaucoup de dons artistiques, Pierre Soulié est le deuxième maître de la cardiologie française, issu de l'équipe de

Charles Laubry. Excellent clinicien, très cultivé, il s'intéressa aux atteintes des coronaires qui lui inspirèrent un traité encore très lu. Mais avec toute son équipe, il se passionna pour les cardiopathies valvulaires et les maladies congénitales, dont il développa l'étude et les indications opératoires. Il poussa ses élèves dans des voies nouvelles, la phonocardiographie endocavitaire, toutes les formes de cathétérisme droit et gauche, le cathétérisme transseptal. Ses travaux sur les cardiopathies congénitales et leur traitement furent une nouveauté en Europe. À l'hôpital Broussais, il dirigea un énorme service où des cardiologues de toute la France et de l'étranger venaient se former. Il sut réunir une équipe très brillante, marquée par de fortes personnalités, Bouvrain, Tricot, Di Mattéo, Acar, Coronne, Vernant. Il a laissé la description de la sténose musculaire sous-aortique. Pierre Soulié, chef d'école prestigieux, a contribué grandement à l'essor et à la renommée de la cardiologie française.

Roger Froment a parachevé l'œuvre de Gallavardin dont il fut l'interne et a donné des assises solides à la cardiologie lyonnaise en créant dès 1969 l'hôpital cardiopneumologique, regroupant les services cliniques, les laboratoires d'exploration et de recherche, les services de cardiochirurgie dans la même structure. Chef d'école exceptionnel, doté d'un esprit didactique saisissant, il rédigea un très brillant *Précis des maladies du cœur* et, tout au long de sa carrière, fit avec son équipe des synthèses précieuses des monographies, présentant les apports de son école dans tous les domaines de la cardiologie. Il a fait une thèse sur les tachycardies paroxystiques ventriculaires d'une exceptionnelle qualité et couronnée par l'Académie nationale de médecine.

Yves Bouvrain, récemment disparu, créa à l'hôpital Lariboisière le premier centre français de rythmologie et d'électrophysiologie. Enthousiaste, dynamique, esprit inventif, il fut toujours un précurseur et il eut l'immense mérite de créer en France le premier service de soins intensifs permettant la détection et le traitement immédiat des troubles du rythme de la phase aiguë de l'infarctus. Il orienta les travaux d'une équipe talentueuse avec Slama, Coumel, Gourgon et Motte sur la défibrillation auriculaire et ventriculaire, les techniques d'exploration électrophysiologique permettant le diagnostic et la localisation des troubles conductifs, la compréhension du mécanisme intime des diverses arythmies. Son équipe et lui-même multiplièrent les publications sur les traitements des arythmies, les techniques de réanimation ou d'assistance circulatoire; président de la Société francaise de cardiologie, il devint membre de l'Académie de médecine en 1976.

Chapitre 4

Les moyens de diagnostic

1) Examen physique du cœur

La cardiologie est une des branches de la médecine où l'examen physique revêt une très grande importance. Sa valeur fut mise en exergue par Bertin dans le traité des *Maladies du cœur* de Bouillaud en 1824. Il rappelait que, depuis les temps les plus reculés, l'inspection apportait des renseignements précieux : la coloration des téguments, des muqueuses, du visage, les déformations thoraciques devaient être notées. Le faciès hippocratique, avec nez pincé, visage verdâtre ou terreux, lèvres cyanosées, yeux enfoncés, a depuis l'Antiquité une valeur prédictive défavorable. Corvisart, dès ses premières publications, avait mis l'accent sur la turgescence des jugulaires, les mouvements anormaux de la région apexienne, sur la position du patient, assis pour lutter contre la gêne respiratoire dans l'insuffisance cardiaque, alors qu'il est couché sur le côté dans les épanchements pleuraux.

Dès l'Antiquité, la prise du pouls fut un des premiers temps de l'examen médical, le pouls étant considéré comme le reflet de l'état général du malade avant d'être le témoignage de l'état cardiaque. Son origine fut au centre d'un débat animé. Hérophile défendit le concept de la contraction propre des artères, Galien considérant que la force du coup était générée par l'expulsion brutale du *pneuma* par le cœur. Il se livra à des descriptions imagées, curieuses et fantaisistes de multiples types de pouls dont il s'efforçait de tirer des enseignements sur le pronostic. Plus sérieusement, il se livra à une expérimentation demeurée célèbre, reprise par de nombreux auteurs par la suite : introduisant un roseau creux dans la lumière artérielle, il constata que le flot sanguin était maintenu et que le pouls était perceptible en aval ; la striction de la paroi artérielle de l'artère sur le roseau fit disparaître la pulsation et il en conclut que l'onde du pouls était causée, non par le passage du sang, mais par une impulsion parcourant la paroi du vaisseau. La fréquence des pulsations ne fut prise en compte que bien plus tard et ce furent les astronomes Kepler et Galilée, utilisant des balanciers, qui évaluèrent la fréquence autour de 70 par minute. Sanctorius inventa le pulsilogon, appareil complexe, balancier synchronisé au pouls dont on faisait varier la longueur de la corde en fonction de la fréquence cardiaque. Les montres portables permettant la mesure d'une minute, furent un progrès décisif. En 1707, Sir J. Floyer d'Oxford utilisa une montre portable permettant de dénombrer les pulsations durant une minute, mais ces montres onéreuses donc rares ne furent disponibles en pratique qu'à la fin du XVIIIe siècle. De nombreux traités analysant les caractères, la régularité, la fréquence du pouls, furent alors publiés et il faut citer les ouvrages, de l'école de Montpellier, de Théophile de Bordeu, de Fouquet, *Recherches - Essais sur le pouls*, publiés en 1756 et 1767.

Quoique la percussion ait été utilisée depuis l'Antiquité pour différencier les épanchements ascitiques des météorismes abdominaux, il fallut attendre Auenbrugger pour l'exploiter dans les affections thoraciques. Cet auteur s'est surtout intéressé à la pathologie pulmonaire, mais il eut le mérite de décrire la matité de l'aire cardiaque. Il percutait la poitrine à travers la chemise des patients et la main revêtue d'un gant. Grâce à la finesse de son oreille de musicien, il tâcha de distinguer par la percussion immédiate les épanchements péricardiques des anévrysmes cardiaques. La publication de son traité ouvrit une ère nouvelle dans l'examen physique du cœur, mais c'est tout le mérite de Corvisart d'avoir aidé par sa renommée personnelle à la diffusion de cette technique. Il utilisait avec profit la palpation précordiale et avait décrit après Vieussens le bruissement, le frémissement, précisant que cette sensation tactile évoquait « le passage d'un liquide dans un orifice insuffisamment dilaté », sans indication précise sur le siège de l'obstacle artériel ou auriculoventriculaire. Un autre médecin parisien, Piorry, défendit la percussion médiate, pensant qu'elle pouvait être moins douloureuse et plus précise pour localiser une zone pathologique limitée. Il introduisit un pleximètre, une pièce de bois qu'il appliquait sur la poitrine, avant d'utiliser un marteau à percussion qui remporta un succès temporaire. Puis il s'aida d'une plaque d'ivoire, qu'il appliquait fortement d'une main avant de la percuter de l'autre. Il rapporta son expérience à une réunion de l'Académie royale de médecine en 1826. Très partial, défenseur acharné de cette méthode qu'il défendit aveuglément pendant des années, il ne reconnut que tardivement les mérites de l'auscultation pour avouer, enfin, que « l'emploi strictement isolé d'une seule technique serait la preuve d'un jugement médiocre et qu'il fallait les associer » !

Skoda à Vienne tira le maximum de l'apport de la percussion, classant scientifiquement les différents résultats, les descriptions des auteurs français étant très imagées et empiriques (bruit du pot fêlé par exemple). Pour lui, le phénomène acoustique produit par la percussion n'était pas spécifique à un organe donné, mais il informait sur la présence d'air ou de liquide. Il individualisa quatre types de sonorité: plein/vide, sonore/mat, tympanique/non tympanique, haut/bas. Plus tard, ayant lu les travaux de Laennec, Skoda associa auscultation et percussion pour le diagnostic des cardiopathies. Ses mérites ne furent que tardivement reconnus, ses techniques longtemps discutées. On cite l'observation célèbre du duc de Blacas, notabilité française à Vienne pour lequel Skoda fit le diagnostic par la percussion d'anévrysme de l'aorte abdominale de pronostic très sombre. L'évolution fut rapide et l'examen nécropsique confirma son diagnostic. En 1846, il devint enfin membre de l'université de Vienne, attira dans son service de nombreux médecins étrangers soucieux de perfectionner leur technique et son œuvre fut couronnée par son élection à l'Académie de médecine de Vienne.

Pour obtenir le maximum de précision possible, Bedford mit au point, après des expériences sur le cadavre, la « percussion-auscultation », afin de délimiter les bords de la matité cardiaque. Appliquant l'extrémité d'une tige de bois de cèdre sur le thorax, il écoutait à l'autre extrémité alors qu'il percutait légèrement de l'autre main. Il pouvait délimiter ainsi la transition entre la sonorité pulmonaire et la matité de l'aire cardiaque. La présence d'une matité du cinquième espace intercostal gauche lui apparut comme un signe d'épanchement péricardique. Il étudia les modalités pratiques de la technique: faut-il percuter avec légèreté ou force, doit-on noter la tonalité, la sonorité, le timbre des bruits entendus ? En fait, la percussion ne pouvait, en cardiologie, que donner des résultats minimes et bien imparfaits, et l'auscultation, puis longtemps après la radiologie, allaient la faire tomber en désuétude.

Si Laennec est le créateur et le pionnier incontesté de l'auscultation, on peut trouver à son emploi de lointains précédents. Hippocrate avait décrit la succussion qui porte son nom dans les épanchements pleuraux hydroaériques, mais cette découverte isolée, considérée comme une curiosité, n'avait eu qu'un faible retentissement. Corvisart lui-même disait avoir entendu quelquefois les battements cardiaques en rapprochant son oreille de la paroi mais, d'après Laennec, il n'auscultait jamais. Laennec se trouvait donc sur un terrain absolument vierge et, trois ans après l'utilisation pour la première fois du stéthoscope, il relatait son expérience dans son *Traité de l'auscultation médiate*. En peu de temps, il avait jeté les bases d'une technique qui demeure fondamentale en pneumologie et en cardiologie. Robert Hooke (1635-1702), tel un visionnaire, avait un siècle auparavant prévu les possibilités de cette technique alors non utilisée : « Peut-être sera-t-il possible un jour de découvrir les mouvements des organes internes du corps en écoutant les bruits qu'ils émettent ? »

Au début, le retentissement de la nouvelle technique de Laennec fut assez restreint et quelques détracteurs apparurent. Broussais, très partial, en fit une critique féroce, considérant que le traité sur l'auscultation était un ramassis de faits sans intérêt et sans signification pratique. En revanche, dans le milieu non médical, Châteaubriand fut un défenseur de Laennec, avançant que cette méthode ouvrait une ère nouvelle dans l'histoire de la médecine.

Dès les premiers mois suivant la publication de Laennec, on peut remarquer que des stéthoscopes furent disponibles à Paris et à Londres. Les élèves affluèrent et les leçons de Laennec furent extrêmement suivies. Ce fut John Forbes, premier traducteur du livre de Laennec, qui contribua à la diffusion de l'auscultation en Grande-Bretagne. Jacques-Alexandre Le Jumeau de Kergaradec, séduit par cette technique, l'appliqua chez la femme enceinte et découvrit les bruits du cœur du fœtus.

En Grande-Bretagne, Thomas Hogdkin introduisit cette méthode au Guy's Hospital et sir James Mac Gregor l'imposa immédiatement dans les hôpitaux militaires.

Rouanet à Paris s'intéressa à l'origine des bruits du cœur, affirmant que la fermeture des valves auriculoventriculaires était bien à l'origine du premier bruit. Magendie, physiologiste très respecté, n'admettait pas cette hypothèse, postulant que les bruits cardiaques étaient la conséquence des mouvements du cœur durant le cycle cardiaque contre les parois thoraciques.

William Stokes (1804-1878), de l'université de Dublin, séduit par le traité de Laennec, écrivit en 1825 *Une introduction à l'emploi du stéthoscope*, où il souligne que par l'oreille le médecin pouvait maintenant pénétrer le mystère des maladies. En 1854 parut son traité sur les maladies du cœur, où il insiste sur la variabilité des souffles en fonction de la position du patient. Il mit l'accent sur l'importance de l'évaluation de l'état fonctionnel des malades, conseillant avec sagesse de ne pas tenir compte seulement de l'intensité du souffle, mais de son retentissement sur la fonction cardiaque.

James Hope (1801-1841), de l'université d'Édimbourg, fut formé dans les hôpitaux de Paris où il devint l'assistant de Chomel, successeur de Laennec à l'hôpital de la Charité. À son retour en Angleterre, il fut un ardent défenseur du stéthoscope et de l'auscultation. Il revint à l'expérimentation animale pour mieux comprendre l'origine du deuxième bruit. Sur un singe anesthésié, à thorax ouvert, il introduisit une tige à l'intérieur du cœur alors qu'un observateur auscultait sa surface avec un stéthoscope. Il nota que le deuxième bruit était nettement plus distinct à l'origine de l'aorte et de l'artère pulmonaire que sur les ventricules. Introduisant une tige dans les valves semi-lunaires pulmonaires et aortiques, il remarqua la disparition du deuxième bruit, remplacé par un « sifflement prolongé ». On lui doit encore la description du pouls bondissant de l'insuffisance aortique, du souffle systolique des sténoses pulmonaires, des souffles systoliques de l'insuffisance mitrale. Hope consacra beaucoup de temps et d'efforts à l'enseignement de l'auscultation cardiaque au lit du malade, pratique apprise à Paris, ce qui lui valut de nombreux détracteurs.

L'apport de Corrigan est majeur pour la compréhension des anomalies stéthacoustiques des cardiopathies valvulaires. Né à Dublin, il appartient à la très brillante école irlandaise avec Stokes, Graves et Cheyne. Il publie, sur « l'ouverture permanente de l'orifice aortique et l'insuffisance des valves aortiques », un travail princeps qui s'est rapidement imposé. Sur le plan anatomique, il rapporte les différentes lésions des valves sigmoïdes aortiques, leur rupture, perforation, ou rétraction, et la dilatation de l'aorte initiale. Ces lésions sont à l'origine, dans les insuffisances aortiques majeures, du double bruit de soufflet, bruit audible de part et d'autre du sternum, son intensité augmentant sur l'aorte ascendante, les branches carotidiennes et sous-clavières. Il précise l'origine du double souffle, le premier venant de l'éjection du sang dans l'aorte, le second de son reflux dans le ventricule. En fait, Corrigan a décrit particulièrement les anomalies des fuites aortiques associées aux rétrécissements orificiels. Il a noté le caractère bondissant et dépressible du pouls et la grande pulsatilité des vaisseaux carotidiens et sous-claviers dans les grandes insuffisances aortiques.

Aux États-Unis, la traduction du traité de Laennec fut introduite environ en 1823 et Austin Flint fut un ardent défenseur de l'auscultation et le maître incontesté de cette technique. Il avait retenu les leçons d'un élève direct de Laennec, Jackson, et suivit son enseignement à la Harvard Medical School. On lui doit la description princeps du roulement présystolique à l'apex chez un patient atteint d'une insuffisance aortique, l'orifice mitral s'avérant normal à l'examen nécropsique. Il attribua l'origine du roulement au reflux aortique et précisa que celui lié à un rétrécissement mitral était plus intense et plus apexien. L'intérêt de Flint pour l'auscultation des lésions valvulaires s'est traduit par de nombreuses publications et lui valut le surnom de « Laennec américain ».

En France, Durozier compléta la description de l'auscultation du rétrécissement mitral et de l'insuffisance aortique. La postérité conserve son nom parce qu'il a parfaitement décrit les quatre signes fondamentaux de la sténose mitrale donnant l'onomatopée classique, base du diagnostic. Il laisse aussi la description du double souffle intermittent crural dans les grandes fuites aortiques, signe fiable et utile, un peu oublié de nos jours. Il a décrit aussi le roulement diastolique et le souffle xiphoïdien du rétrécissement tricuspidien. Potain (1825-1901), élève de Bouillaud et consultant parisien apprécié, analysa les ondes du pouls veineux jugulaire, et s'intéressa durant sa carrière à divers procédés techniques, un appareil de thoracentèse et surtout un sphygmomanomètre pour la prise tensionnelle, dont nous reparlerons. En 1876, il fit une description magistrale du bruit de galop, employant un terme qu'il attribuait à Bouillaud. Il distingua dans ce rythme un bruit surajouté aux deux bruits normaux, précisant qu'il s'agissait d'un bruit sourd, présystolique, précédant le premier bruit. Ce troisième bruit n'avait pas la tonalité d'un bruit valvulaire, survenant pendant la phase de dilatation présystolique du ventricule, lors de la systole auriculaire. Les conceptions de Potain sur l'origine et la signification du galop présystolique n'ont pas vieilli. Potain laisse encore la description des clicks, bruits aigus, brefs, de faible intensité, qui résultaient pour lui de mises en tension d'adhérences péricardiques et qui pourraient correspondre aux clicks systoliques du prolapsus mitral. Il rapporta la présence de souffles veineux, détaillant leurs caractères, distincts des souffles artériels de la base du cou.

Tout était presque décrit à la fin du XIXe siècle ! En 1871, Da Costa de Philadelphie, formé à Vienne et à Paris, considéré comme le grand clinicien de son époque, publia sur l'association d'un souffle apical de faible intensité et de troubles fonctionnels divers, palpitations, fatigue, douleurs précordiales atypiques. Ce syndrome, décrit aussi par William Osler et James Mackenzie, fut nommé en 1918 le *soldier heart* dans les pays anglo-saxons. Une telle entité correspondant à l'asthénie neurocirculatoire, sans substratum organique, a pratiquement disparu à notre époque. Les souffles anorganiques, si fréquents, furent magistralement étudiés par Louis Gallavardin (1875-1957). Il attribua l'origine des clicks mésosystoliques et des souffles télésystoliques à des claquements pleuropéricardiques. Au cours du rétrécissement aortique, Gallavardin a souligné la présence d'un souffle systolique apical, de tonalité aiguë, accompagnant le souffle systolique rude et râpeux de la base. Ce grand cardiologue insista sur le bruit de rappel du rétrécissement mitral d'origine complexe bien indépendant de l'asynchronisme aorto-pulmonaire. Les bruits d'éjection systolique furent décrits par André Petit dans les sténoses orificielles pulmonaires et appelés plus tard « claquements artériels protosystoliques » par Wolforth et Margolis. Les dernières descriptions stéthacoustiques en cardiologie concernent les clicks d'éjection systolique au niveau de la voie aortique, décrits par Lian et Welti en 1941.

2) L'ÉLECTROCARDIOGRAPHIE

La cardiologie est une des spécialités médicales qui a su le plus bénéficier des progrès survenus dans toutes les branches de la technologie. En un siècle, l'électrocardiographie s'est imposée comme une technique très fructueuse dans l'étude de la pathologie du myocarde et des troubles du rythme cardiaque. Trois conditions étaient nécessaires pour que l'électrocardiographie s'impose comme une technique d'exploration pratique, non sanglante, fiable et reproductible :

– la mise au point d'un appareillage fiable et facile à utiliser : le galvanomètre à corde ;

– la connaissance parfaite des voies de conduction ;

– la connaissance de l'électrophysiologie cardiaque.

– Les progrès techniques

Le premier modèle d'électrocardiogramme fut vendu en 1908 par la firme commerciale anglaise Cambridge Scientific Instruments. La partie essentielle de l'appareil était un galvanomètre à corde utilisant un filament de quartz et d'argent conçu vingt ans auparavant par Einthoven.

C'est l'oscillographe qui est à l'origine de l'essor de l'électrocardiographie. Eugène Blondel était un ingénieur des Mines, professeur d'électrotechnologie qui, en 1893, publia à l'Académie des sciences sur l'intérêt et les possibilités de l'oscillographe. Cet appareil comprenait un élément mobile qui oscillait en fonction des courants électriques le traversant. Les oscillations étaient enregistrées par un système photographique, et Blondel comprit l'avenir d'un tel système, susceptible de résoudre le problème de l'enregistrement graphique des variations de voltage soudaines, rapides et oscillantes. Mais le progrès crucial était le développement de moyens d'enregistrement et d'amplification des différences de potentiel produites par l'activation des différentes parties du cœur.

C'est curieusement Clément Ader, pionnier de l'aviation, qui conçut en réalité le système qui allait se révéler essentiel : le galvanomètre à corde. Conscient du fait que la masse d'une bobine métallique entre les pôles du galvanomètre limitait la sensibilité et la rapidité du système, il pensa utiliser un filament de cuivre extrêmement ténu de 0,02 mm dont les oscillations étaient transmises par une plume. Les oscillations de la plume reliée au filament étaient transmises à un enregistreur télégraphique. Car le système d'Ader, passionné par les moyens de communication, était conçu pour la transmission à grande vitesse des télégrammes. Par un système optique complexe, une forte amplification des mouvements de la corde fut réalisée. L'enregistrement des potentiels cardiaques avait été antérieurement réalisé à thorax ouvert chez l'animal par Galvani et Carlo Matteucci.

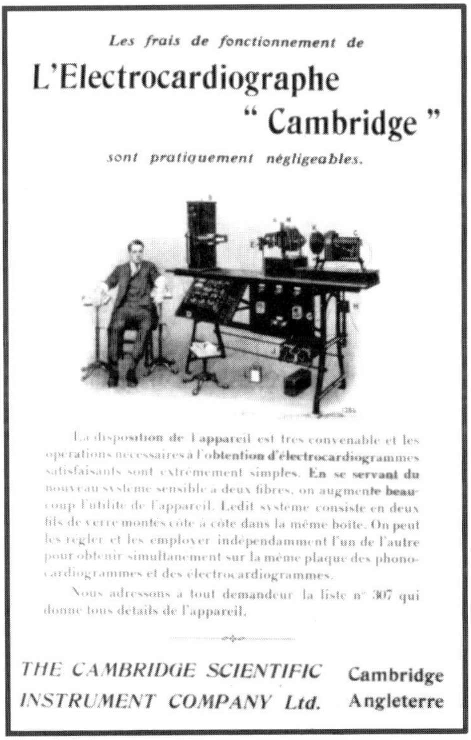

Publicité pour un des premiers appareils d'électrocardiographie.
© Imothep médecine sciences.

L'activité électrique générée par la contraction du muscle cardiaque lui-même avait été enregistrée par deux physiologistes allemands, Kölliker et Müller, de manière tout à fait fortuite, en étudiant les effets de la stimulation par le nerf sciatique du muscle gastrocnémien de la grenouille. Enregistrant l'activité du muscle périphérique lors de sa stimulation, ils eurent la surprise d'enregistrer aussi les potentiels d'action de l'activité cardiaque.

En 1887, Waller fut le premier à étudier les potentiels cardiaques, d'abord chez le chien puis chez l'homme, par la technique de l'électromètre capillaire de Lippman à l'aide d'un appareillage constitué d'une tubulure de verre remplie de mercure surmonté par de l'acide sulfurique. L'appareil étant placé sur la surface cutanée, les variations de potentiel enregistrées produisaient des déplacements rythmiques de la surface de mercure devant être très amplifiées pour être perceptibles et enregistrables par un système photographique. Malgré sa très faible sensibilité, l'électromètre capillaire joua un rôle majeur au début de l'électrocardiographie. Waller, qui travaillait au St. Mary Hospital à Londres, fut un pionnier remarquable de l'électrocardiographie et, en 1917, il présenta ses observations sur une étude préliminaire de tracés. Cet auteur fut le premier à utiliser le terme d'« électrocardiogramme », sans croire à l'avenir de cette technique.

Un des défauts majeurs de l'appareil de Waller était son extrême sensibilité aux vibrations. Einthoven, qui utilisait ce système, avait un laboratoire dans un bâtiment de bois très rustique, donnant sur une rue pavée, et le passage fréquent des attelages de chevaux ébranlait les parois du bâtiment, faisait vibrer l'électromètre, rendant les tracés illisibles. Einthoven prit connaissance des travaux de Clément Ader et utilisa le système du filament de quartz d'un calibre extrêmement réduit, revêtu d'argent, tendu entre les pôles d'un aimant en fer à cheval créant un important champ magnétique. Le filament, d'un calibre de 2 microns, avait une grande sensibilité et un temps de réponse très rapide permettant d'enregistrer les déflexions des potentiels cardiaques. Après amplification, les déflexions étaient enregistrées sur un papier photographique. Une lampe à arc était nécessaire pour projeter l'ombre oscillante de la corde sur une plaque photographique. Mais cet appareillage était énorme, très lourd, extrêmement complexe, inutilisable pour des enregistrements de routine. En outre, les mains et les pieds des patients devaient être plongés dans de grands récipients d'eau salée.

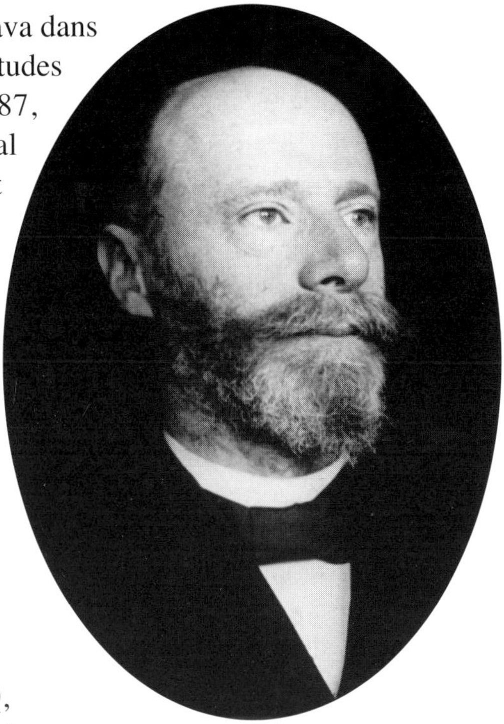
Willem Einthoven (1860-1927), physiologiste hollandais, prix Nobel de médecine en 1924.
© AKG-images.

Einthoven naquit en 1860 à Java dans les Indes néerlandaises et fit ses études à l'université d'Utrecht. En 1887, assistant au congrès international de physiologie de Londres, il eut connaissance des travaux de Waller démontrant l'intérêt de l'électromètre capillaire pour enregistrer l'activité électrique du cœur. Einthoven donna une impulsion remarquable à la technique, dont il vit immédiatement les futures possibilités. Non seulement il mit au point le galvanomètre à corde, mais il a précisé les emplacements les plus judicieux des électrodes des membres, a choisi les lettres P, Q, R, S, T permettant de définir l'activité électrique de la dépolarisation et la repolarisation, mais aussi le degré d'amplification des ondes, la vitesse de leur enregistrement, etc. Il étudia les premiers tracés chez l'homme au repos et après effort, les premières arythmies tels les blocs auriculoventriculaires, les extrasystoles. En 1913, Einthoven publia un article fondamental sur l'axe électrique du cœur et la variation de la forme et de l'amplitude des déflexions ventriculaires en fonction de la position du cœur. Il émit l'hypothèse que le cœur était au centre d'un conducteur solide et que, dans le plan frontal, le vecteur moyen d'activation cardiaque se projetait au centre d'un triangle équilatéral. Cette hypothèse demeure valable aujourd'hui pour permettre le calcul de l'axe électrique moyen du cœur.

Par la suite, Wilson, de l'université du Michigan, a décrit plus précisément les lois régissant la transmission des forces électromotrices au sein d'un conducteur solide. Goldberger et son équipe perfectionnèrent la technique en introduisant les dérivations unipolaires amplifiées des membres et les dérivations unipolaires précordiales. Le premier traité d'électrocardiographie fut rédigé par Thomas Lewis en 1913 et, bien que l'auteur n'ait eu qu'une expérience restreinte de la technique, il était convaincu de l'intérêt et de l'avenir de ce mode d'investigation. En utilisant de multiples électrodes, Lewis fut capable de préciser les modalités de l'activation ventriculaire chez le chien. Les concepts de Lewis permirent de décrire les anomalies dues à l'hypertrophie ventriculaire, aux courants de lésion myocardique et aux troubles conductifs intraventriculaires. Entre 1912 et 1920, il s'intéressa aux troubles conductifs chez le chien avec une technique de compression progressive par clamp du septum pour créer des blocs de branche droit ou gauche. Extrapolant les altérations des tracés du chien à l'homme, il décrivit, de manière erronée, sous le nom de bloc gauche le droit et vice versa.

Dix ans plus tard, Rothberger et Wilson corrigèrent cette erreur, donnant la morphologie exacte des blocs de branche. Wilson, qui consacra beaucoup de recherches à l'activation cardiaque, émit la théorie fondamentale du dipôle en 1933. Il mit en évidence la valeur de l'onde Q dans la détection de la nécrose myocardique. Eppinger et Rothberger rapportèrent les images de lésion avec un décalage supérieur du segment ST après des travaux expérimentaux chez l'animal. C'est Herrick qui avait rapporté en 1917 l'observation princeps d'une nécrose myocardique mais Pierre Marie avait décrit la lésion anatomique bien longtemps avant.

Connue depuis des décennies par les cliniciens, l'arythmie complète avait été détectée par Hope, puis Bouillaud dans les atteintes valvulaires mitrales. Pour la première fois, Marey, en 1863, avait enregistré un sphygmogramme de patient atteint de fibrillation. Mackenzie, en 1894, avait aussi publié un enregistrement polygraphique montrant l'absence d'auriculogramme, et l'irrégularité permanente du cœur.

On doit à Lewis, passionné par les arythmies, la description de l'aspect électrocardiographique de la fibrillation auriculaire, avec la trémulation permanente de la ligne de base, la disparition des auriculogrammes et l'irrégularité des complexes ventriculaires. Avec Rothberger de Vienne, il défendit le concept fameux dans la genèse de l'arythmie du mouvement circulaire. Plus tard, il souligna l'aspect évocateur et particulier en dents de scie du *flutter* auriculaire. En 1921, Robinson et Herrman publièrent le premier tracé de tachycardie ventriculaire, ces auteurs suspectant immédiatement dans l'étiologie de cette arythmie le rôle des atteintes coronaires et des infarctus. En 1932 toutefois, Wilson rapporta la possibilité de tachycardie ventriculaire en l'absence de cardiopathie et Gallavardin publia sur les tachycardies ventriculaires du jeune. À la même date, Kerr montra pour la première fois la dégradation d'une tachycardie ventriculaire en une fibrillation avec un arrêt circulatoire. Dès1928, Katz attira l'attention sur les risques de la sommation de l'onde R sur T susceptible d'induire une fibrillation, puis Wiggers en 1940 définit la période vulnérable.

3) L'EXPLORATION DES TROUBLES DU RYTHME

C'est en 1961 que N. J. Holter a décrit le premier système utilisant un enregistreur magnétique portatif de l'électrocardiogramme, rapportant le cas d'un patient qui souffrait de crises d'angor. Durant l'enregistrement, il put observer le sous-décalage du segment ST pendant la douleur. Dans les années suivantes, la commercialisation d'enregistreurs fiables, d'analyseurs de plus en plus performants et de moins en moins encombrants, permirent l'essor de cette technique, appelée « enregistrement Holter », pour la détection des arythmies et le contrôle de leur traitement. Cette méthode s'avéra très utile pour dépister et surveiller les patients à risque, les patients atteints d'ischémie myocardique silencieuse, d'arythmies ventriculaires par exemple après infarctus du myocarde. Elle autorisait aussi l'évaluation des traitements anti-ischémiques ou anti-arythmiques dans les conditions de la vie quotidienne.

Elle remporta un vif succès, l'informatique facilitant la lecture des bandes magnétiques, et elle rend de grands services aujourd'hui en pratique cardiologique courante.

L'exploration électrophysiologique est l'aboutissement de travaux qui ont débuté il y a plus de cinquante ans. Le concept de l'utilisation d'un enregistrement endocavitaire à l'aide d'un cathéter porteur d'électrodes remonte à 1945. C'est à cette date que Lenègre et Maurice réalisèrent le premier enregistrement de l'électrocardiogramme intracardiaque. Ils ouvrirent la voie à de nombreux travaux et à une méthode qui, avec les progrès du matériel, a bouleversé l'interprétation et le traitement des arythmies. Rédigé en 1954, le livre de Paul Puech analysant l'activité électrique auriculaire est demeuré une référence et, quelques années après, cet auteur fut le premier à réaliser chez l'homme l'enregistrement du potentiel hisien. Aux États-Unis, Scherlag développa une méthode permettant par ponction veineuse percutanée, sous anesthésie locale, l'introduction de cathéters-électrodes enregistrant l'activité électrique intracardiaque, tout en permettant la stimulation de différentes structures cardiaques, oreillettes, jonction auriculoventriculaire, ventricules.

Aux mains d'équipes entraînées, l'exploration électrophysiologique fait désormais partie de l'arsenal d'examens complémentaires qui ont bouleversé le traitement des cardiopathies.

La technique de Scherlag consiste à introduire sous contrôle radiologique des cathéters-électrodes, câbles souples munis à leur extrémité distale d'électrodes situées à un centimètre l'une de l'autre, pour permettre l'enregistrement et/ou la stimulation selon un mode bipolaire. Les signaux ainsi captés sont filtrés et enregistrés. Le cathéter, localisé au niveau de la valve septale de la tricuspide, permet l'enregistrement du potentiel hisien. Le protocole habituel comporte la mise en place de trois sondes : une pour enregistrer l'activité électrique du nœud sinusal, l'autre dans le sinus coronaire pour saisir l'activité de l'oreillette gauche, et une sonde pour stimuler le ventricule. L'exploration électrophysiologique permet une véritable dissection analytique des voies de conduction, de situer les sites des blocs, de démasquer des troubles conductifs apparaissant à la stimulation ventriculaire. L'exploration dynamique, provocatrice des arythmies, permet de rattacher des symptômes à leur cause. Le diagnostic topographique des blocs auriculoventriculaires fut possible et l'enregistrement du potentiel hisien permit de classer les sites précis du trouble conductif. Des explorations dynamiques furent réalisées, utilisant la stimulation auriculaire à fréquence croissante, les techniques de l'extrastimulus, des manœuvres vagales ou des tests pharmacologiques.

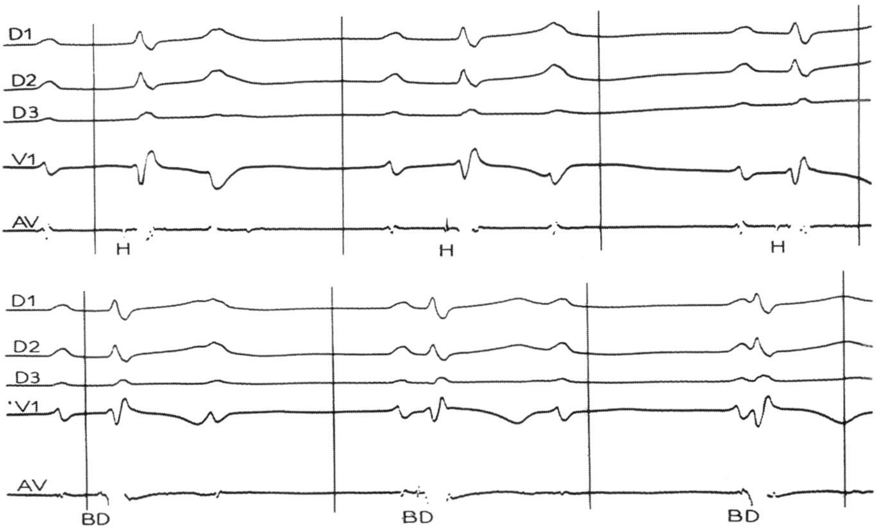

Enregistrement endocavitaire des potentiels hissiens au cours d'un bloc auriculo-ventriculaire.

Plus tard, les techniques de cartographie d'activation cardiaque furent créées : elles permettent le recueil de l'activité électrique du cœur à partir de multiples points situés au niveau des oreillettes et des ventricules, de l'épicarde ou de l'endocarde. Ces mesures permettent d'établir la carte de la séquence d'activation électrique cardiaque. Elles se sont développées surtout grâce aux travaux du Hollandais Dürrer et elles ont permis de connaître la séquence d'activation cardiaque normale et pathologique, de localiser par exemple le lieu exact d'origine d'une tachycardie atriale ou ventriculaire, le circuit de réentrée d'un syndrome de Wolff-Parkinson et White. Initialement pratiquées à thorax ouvert, avant la réalisation de la chirurgie d'un trouble du rythme, ces techniques furent praticables par cathétérisme. Leur essor a permis le développement des méthodes ablatives. Conçues pour étudier l'activation cardiaque et sa propagation, elles mirent en évidence des phénomènes de réentrée, des foyers d'activation générateurs d'arythmies et leur traitement en détruisant ces zones par fulguration ou la technique de radio-fréquence. Le *flutter* auriculaire, par exemple, qui répond à un phénomène de macroréentrée, est traité par des interventions ablatives interrompant le processus.

4) L'ÉCHOCARDIOGRAPHIE

Quoique l'échocardiographie soit une technique d'investigation récente, ses premières applications remontent à 1953, c'est-à-dire à cinquante ans. Le principe de base, à savoir l'emploi des ultrasons, avait été préconisé par Galton en 1859: il avait conçu un sifflet à ultrasons capable de produire des vibrations d'une longueur d'onde de 25 000 cycles par seconde. Pendant la Première Guerre mondiale, Langevin, en 1917, avait mis au point une méthode d'émission de vagues ultrasoniques utilisant un cristal de quartz pour générer des ondes, posant les bases du principe du sonar. Cette méthode se développa à des fins industrielles et militaires d'abord, pour détecter des défauts dans des pièces métalliques et, au cours de la Seconde Guerre mondiale, pour le dépistage des sous-marins. À la fin de la Seconde Guerre, les premières applications médicales du principe furent envisagées. Edler à Lund en Suède emprunta un appareil de la marine et commença à étudier ses applications médicales en plaçant un transducteur sur sa poitrine avec l'aide d'un physicien, Hertz. Cette collaboration s'avéra très fructueuse et l'image des premières structures cardiaques fut enregistrée. Le premier appareil avait des performances très limitées et les seules structures détectées concernaient la paroi postérieure, à leur avis, du cœur ou de l'oreillette gauche. En modifiant leur technique et leur appareil, ils furent capables d'enregistrer l'écho du feuillet antérieur de la valve mitrale. Après des études anatomiques, ils firent améliorer le capteur et utilisèrent un appareillage mis au point par Siemens. Rappelons que le capteur est une application des travaux de Curie en 1880 qui avait étudié la piézo-électricité, c'est-à-dire l'ensemble des

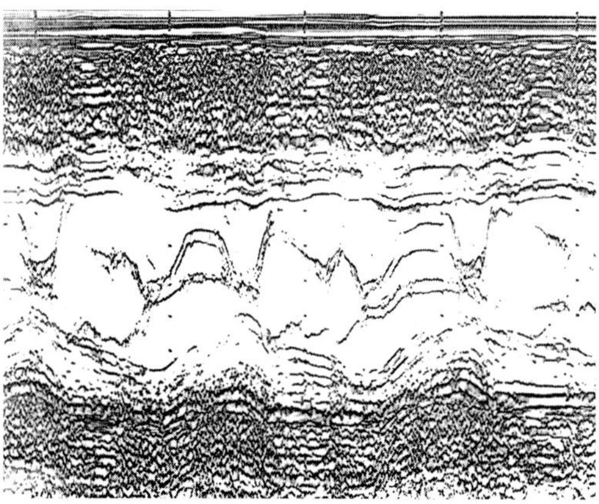

Enregistrement à l'échographie TM des mouvements de la valve mitrale.

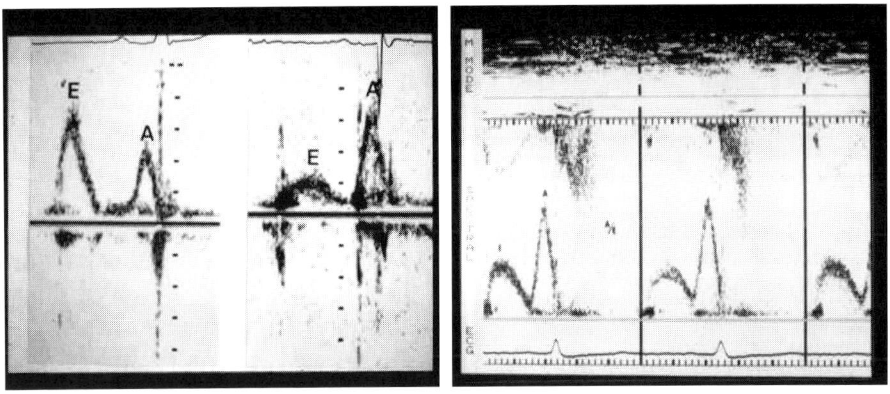

Étude du remplissage ventriculaire et du flux transmitral au doppler.

phénomènes électriques produits par la déformation ou les pressions exercées sur les métaux ou différents corps, les cristaux de quartz, et la céramique en particulier. Les premières publications d'Edler sur l'étude ultrasonique de la valve mitrale datent de 1954 et cet auteur mit en évidence les anomalies permettant de faire le diagnostic de la sténose mitrale. La nouvelle technique avait fait des adeptes en Allemagne et des études analogues furent réalisées par le groupe d'Effert sur les atteintes mitrales et la détection des myxomes de l'oreillette gauche. En 1957, leurs publications précisèrent les images normales et pathologiques des valves mitrales et aortiques par « ultrasonocardiographie ».

Au Congrès européen de Rome en 1960, Edler et Effert firent le premier rapport très remarqué sur l'intérêt des ultrasons dans la détection des lésions valvulaires mitrales et aortiques, synthèse historique sur l'intérêt et les possibilités de la technique. Aux États-Unis, John Reid de l'université de Pennsylvanie rapporta son expérience dans le diagnostic des lésions de la valve mitrale en 1963, dix ans après Edler, première publication américaine sur cette technique. De nombreux cardiologues s'intéressèrent à cette méthode nouvelle et Feigenbaum en particulier s'enthousiasma pour ses possibilités dans l'étude des différentes structures cardiaques et la détection des épanchements péricardiques. À cette époque, il s'agissait d'examens en mode TM.

En 1970, les publications se multiplièrent aux États-Unis et en Europe, l'American College et l'American Heart Association réservèrent des sessions spéciales aux ultrasons, l'industrie mettant aux point des appareillages de plus en plus performants, et l'emploi de l'échocardiographie se généralisa. L'échocardiographie bidimensionnelle apparut, système d'imagerie permettant la visualisation des structures cardiaques dans leur ensemble. Deux procédés permettent d'obtenir l'image bidimensionnelle, l'utilisation de scanner mécanique avec un transducteur comportant plusieurs cristaux piézo-électriques animés par un moteur électrique, un véritable scanner électronique dont la centaine de cristaux piézo-électriques sont activés électroniquement à grande vitesse les uns après les autres selon une technique proche des radars. Trois groupes travaillant de manière indépendante reportèrent leur expérience avec les différents transducteurs entre 1970 et 1975 : l'équipe hollandaise de Bom, Yoshikawa au Japon et l'équipe norvégienne de Pedersen et Northeved. La vélocimétrie Doppler permettant l'étude quantitative et qualitative des écoulements sanguins intracardiaques et vasculaires, apparue à la fin des années 1950, atteint progressivement une maturation suffisante pour permettre l'exploration de la fonction cardiaque, des lésions valvulaires sténosantes et régurgitantes. C'est à l'astrophysicien John Doppler que revient le mérite d'avoir, en 1843, énoncé le principe de base selon lequel la vitesse d'un corps en mouvement est proportionnelle à la différence de fréquence de deux faisceaux d'ondes, l'un reçu, l'autre réfléchi. Les applications cardiologiques de l'effet Doppler se concrétisèrent en 1957 avec les travaux de Sanamura sur la détection en mode continu des mouvements valvulaires. Un progrès décisif fut réalisé par Peronneau en 1969 avec l'introduction de l'émission pulsée qui permet la localisation spatiale précise du site des mesures des vitesses sanguines. Les dernières étapes ont été le couplage des enregistrements vélocimétriques à l'image bidimensionnelle et, dans le sillage des travaux de Bommer et de d'Omoto, l'avènement de l'imagerie Doppler bidimensionnelle avec codage couleur en temps réel. L'informatique fut aussi à la base des progrès des différentes branches de l'échocardiographie avec, en particulier, une nouvelle génération de capteurs permettant l'orientation électronique du faisceau Doppler dans le plan de coupe de l'imagerie bidimensionnelle. La numérisation et la mise au point de logiciels de reconnaissance des contours ventriculaires gauches permet actuellement l'étude de la cinétique des différents segments du ventricule au repos et dans des situations de stress permettant une étude de la viabilité et de l'ischémie myocardique. L'échographie transœsophagienne, depuis les travaux de Schluter et Hisanaga en1975, a conquis une place majeure dans l'exploration cardiaque et aortique. Possible en peropératoire, elle facilite la correction parfaite des fuites mitrales et le travail du chirurgien dans la pratique des plasties valvulaires.

5) Le cathétérisme cardiaque

Dans l'histoire de la médecine, peu d'innovations ont aussi profondément influencé le futur que le cathétérisme cardiaque. En association avec l'angiocardiographie, il a permis une meilleure connaissance de la physiopathologie des diverses cardiopathies, de la physiologie de tout le système circulatoire, et il fut à la base du succès de la chirurgie cardiaque.

De plus, il donna naissance aux diverses techniques de cardiologie interventionnelle dont l'essor a bouleversé nos attitudes thérapeutiques dans la maladie coronaire, les arythmies, les cardiopathies valvulaires et congénitales.

Les progrès furent lents et sporadiques. L'apparition du cathétérisme cardiaque résulte de l'ingéniosité et de l'intrépidité de Forssmann. Né à Berlin en 1904, Forssmann fit dans cette université ses études médicales, consacra sa thèse inaugurale aux effets sanguins des extraits hépatiques; à ce propos, intrépide, prenant de fortes doses d'extraits hépatiques, il s'était livré à une première auto-expérimentation. Jeune résident à l'hôpital d'Eberswalde, étudiant les lésions du poumon mitral, constatant les divergences anatomocliniques, il se souvint des travaux hémodynamiques de Marey et Chauveau et décida de tenter d'approcher le cœur droit par cathétérisme veineux rétrograde en poussant une sonde urétérale vers le cœur.

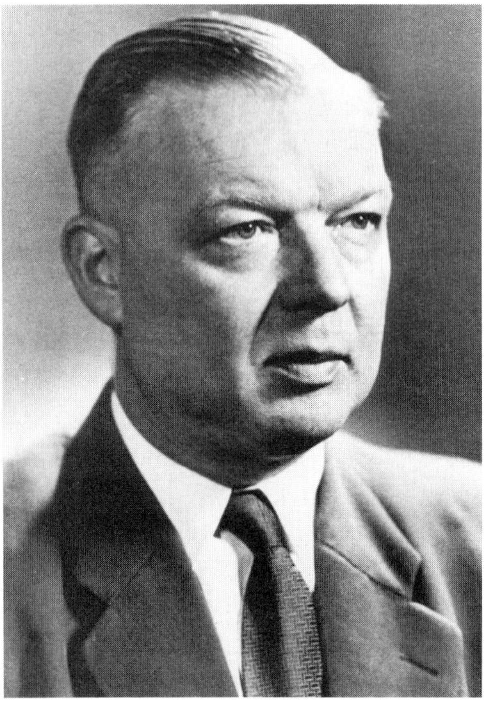

Werner Forssmann (1904-1979), pionnier du cathétérisme cardiaque, prix Nobel de médecine en 1956. Photographie prise vers 1956.
© AKG-images.

Il en parla à son chef de service, qui refusa le principe de cette étude, lui conseilla de commencer ses travaux sur l'animal et non sur lui-même. Forssmann fit sur lui-même une première tentative par la veine céphalique, mais il ne put dépasser quelques centimètres et ce premier essai fut un échec. Obstiné, il n'abandonna pas son projet, en parla à une infirmière à qui il exposa toute la procédure. Elle devait lui fournir le matériel et se proposa pour subir elle-même le premier examen. Au cours de l'été 1929, l'expérience se réalisa : Forssmann allongea sur la table l'infirmière, l'immobilisa et profita de cette manœuvre pour faire lui-même une anesthésie locale au niveau d'une veine de l'avant-bras en faisant croire à son assistante qu'elle allait subir le cathétérisme. Contrairement à ce qu'elle attendait, il s'ouvrit la veine cubitale, introduisit la sonde et la poussa jusqu'à l'épaule. Alors que l'infirmière était fort désappointée d'avoir été trompée et de ne pas avoir subi l'exploration prévue, Forssmann, le bras recouvert d'un pansement stérile, lui demanda de le conduire en salle de radiologie. À l'étage voisin, il fut placé derrière un écran de radioscopie et, alors qu'on tenait un miroir devant l'écran, poussant la sonde, il la fit progresser lui-même jusqu'au ventricule droit et fit alors prendre un cliché. Il n'avait ressenti ni douleur ni gêne particulière pendant toute cette séquence. Convoqué par son chef de service le lendemain, il lui exposa les faits, lui montra le cliché et, malgré sa réprobation, il le convainquit de la nécessité de poursuivre ces expériences. Il obtint l'autorisation d'effectuer un deuxième examen, cette fois chez une patiente très atteinte souffrant d'une septicémie après avortement septique. Une sonde fut poussée à l'aveugle jusqu'au cœur droit pour administrer des tonicardiaques et divers médicaments. Hélas la patiente décéda, mais lors de l'examen nécropsique on retrouva comme prévu la sonde dans le ventricule droit sans lésion apparente des veines ou de cette cavité. On conseilla à Forssmann de poursuivre ses travaux dans un hôpital plus important que celui d'Eberswalde et de continuer ses recherches ailleurs.

En novembre 1929, il arriva à l'hôpital de la Charité à Berlin, publia ses travaux qui eurent un retentissement considérable. Mais il apparut que la tentative de Forssmann n'était pas la première expérience de cathétérisme puisque, en 1912, Bleichoder, Ungar et Loeb avaient écrit trois articles brefs sur des injections de Collargol à l'aide de sondes poussées jusqu'à l'aisselle. Forssmann reconnut dans un autre numéro du journal qu'il n'avait pas eu la primeur de la technique, mais cet incident, son attitude, contribuèrent à le faire expulser de l'hôpital. Toutefois, il lui fut permis de retourner à Eberswalde où il poursuivit ses travaux avec des cathétérismes comportant la mesure des pressions et des injections de produit opaque par voie intraveineuse.

Quittant le milieu universitaire, Forssmann s'installa en pratique libérale comme urologue à Berlin, où il exerça jusqu'à son départ pour la Seconde Guerre mondiale. À la fin de celle-ci, il se rendit compte que le cathétérisme du cœur droit était devenu une technique de grande valeur pratique en cardiologie et eut l'honneur d'être invité par la Société de recherche cardiovasculaire allemande pour faire sur ce thème la conférence d'ouverture de son congrès. En octobre 1956, il eut la surprise et la joie d'apprendre qu'il partageait le prix Nobel de médecine avec Cournand et Richards.

Cournand est une éminente personnalité de la cardiologie mondiale. Né en 1895, il s'illustra pendant la guerre de 1914-1918, fut nommé interne des hôpitaux de Paris en 1924. En 1930, il émigra aux États-Unis et devint résident dans un service de pneumologie au Bellevue Hospital à New York où il allait faire une très grande carrière. Remarqué pour de brillantes publications dans les congrès américains, il fut chargé en 1936, dans cet hôpital, de la direction d'un laboratoire d'exploration cardiorespiratoire. Il orienta ses recherches sur la physiologie cardiopulmonaire, l'étude des gaz du sang, la physiopathologie de l'emphysème et des bronchopneumopathies chroniques. Travaillant en équipe avec Richards de la Colombia University, il prit connaissance de la publication de Forssmann et dès lors eut l'idée de pratiquer le cathétérisme du cœur droit pour l'exploration cardiopulmonaire. Comprenant l'avenir et l'intérêt d'une telle méthode, en 1941, il étudia le débit cardiaque dans le choc traumatique, sujet important à cette époque. Dès lors, il étudia, analysa systématiquement les pressions intracardiaques et pulmonaires dans l'insuffisance cardiaque droite et gauche, les valvulopathies mitrales, les péricardites constrictives. L'hémodynamique des principales cardiopathies congénitales, des *shunts* intracardiaques, les résultats comparés des mesures du débit cardiaque par la méthode de Fick ou la technique des courbes de dilution furent l'objet de multiples publications.

En 1948, pratiquement toute l'hémodynamique, toute la physiopathologie des principales cardiopathies avait été abordée. Cournand, avec Richards, avaient ouvert une ère nouvelle en cardiologie, préparant l'essor de la chirurgie cardiaque et même de la cardiologie interventionnelle. En 1950, le cathétérisme cardiaque devint une technique de routine aux États-Unis et par la suite dans tous les services européens. En 1956, Cournand reçut le prix Nobel qu'il partagea avec Richards et Forssmann. On se doit de signaler sans chauvinisme que Maurice avait réalisé en 1946 plus de cent cinquante explorations hémodynamiques à Paris avec prise des pressions dans les cavités droites chez des patients atteints de lésions mitrales, péricardiques et d'insuffisance cardiaque. Cette œuvre remarquable de pionnier est restée méconnue à l'étranger, sa publication dans des journaux français la privant de l'audience internationale qu'elle aurait méritée.

L'artériographie et l'angiocardiographie sont des techniques d'exploration fructueuses pour la connaissance des lésions cardiaques et vasculaires, congénitales ou acquises, permettant de mieux fixer les indications chirurgicales. Il faut d'ailleurs signaler que, seulement quelques années après la découverte des rayons X par Röntgen, les

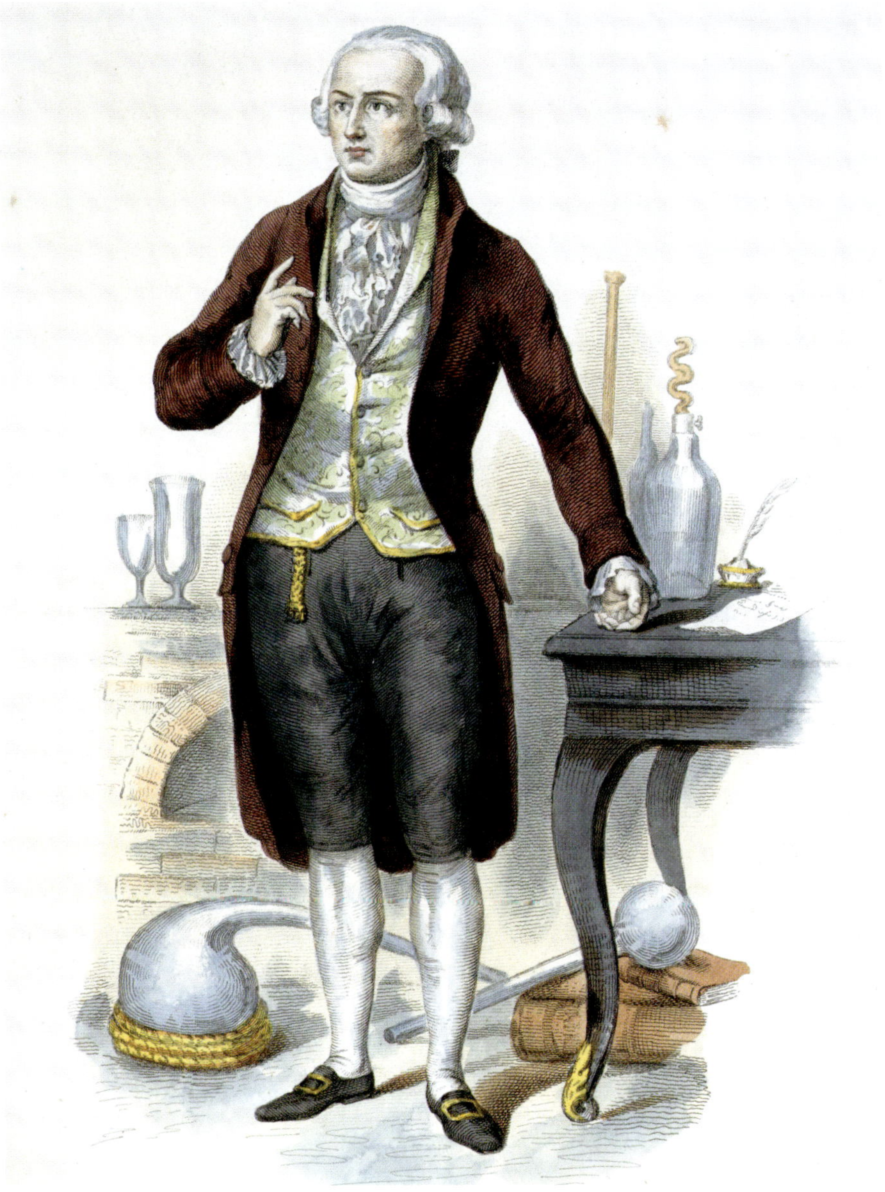

Antoine-Laurent de Lavoisier (1743-1794), père de la chimie moderne, démontra que la respiration est un phénomène de combustion-oxydation et créa le mot « oxygène ». Illustration tirée de l'ouvrage Le Plutarque français *d'E. Mennechet, gravé par Delaistre, 1835, bibliothèque des Arts décoratifs, Paris, France.*

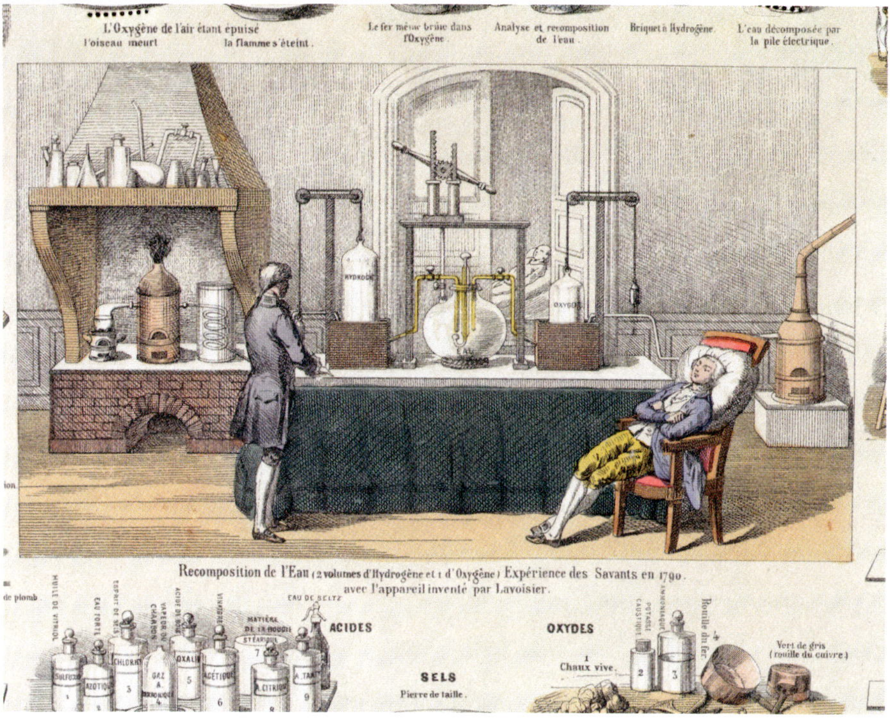

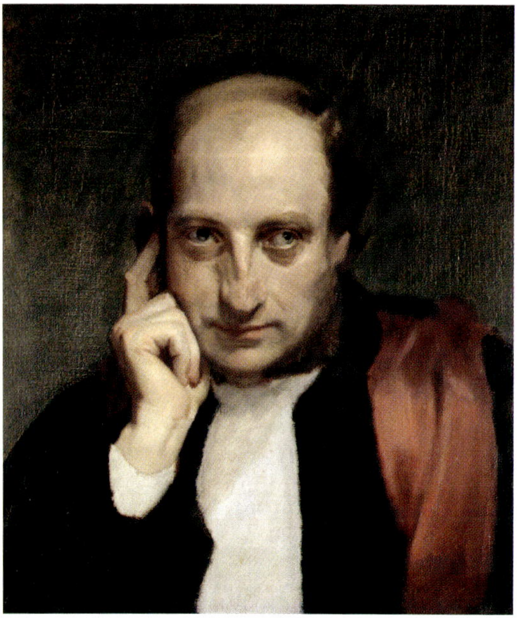

Ci-dessus :
Recomposition de l'eau à partir de l'oxygène et de l'hydrogène.
Antoine-Laurent de Lavoisier (1743-1794) étudie la respiration dans son laboratoire. École française du XIXe siècle, bibliothèque des Arts décoratifs, Paris, France.
© Archives Charmet/ Bridgeman Art Library.

Ci-contre :
Portrait de Pierre Potain, peinture anonyme du XIXe siècle, musée d'Histoire de la médecine, Paris, France.
© Archives Charmet/ Bridgeman Art Library.

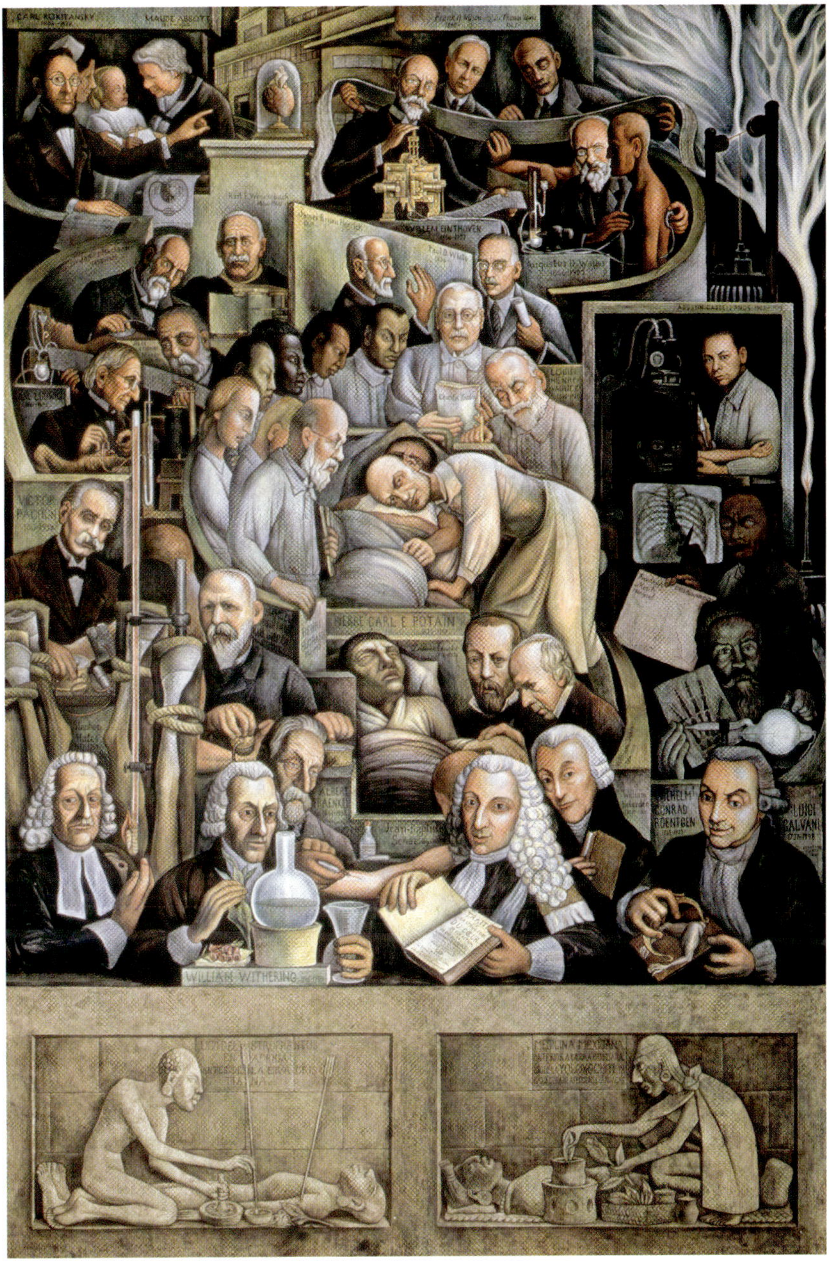

L'Histoire de la cardiologie *(1943-1944), fresque de Diego Rivera (1886-1957), Institut national de cardiologie de Mexico, Mexique.*
© Art Resource/Schalkwijk/Bridgeman Art Library.

Rupture d'une plaque d'athérome et formation d'un caillot sanguin

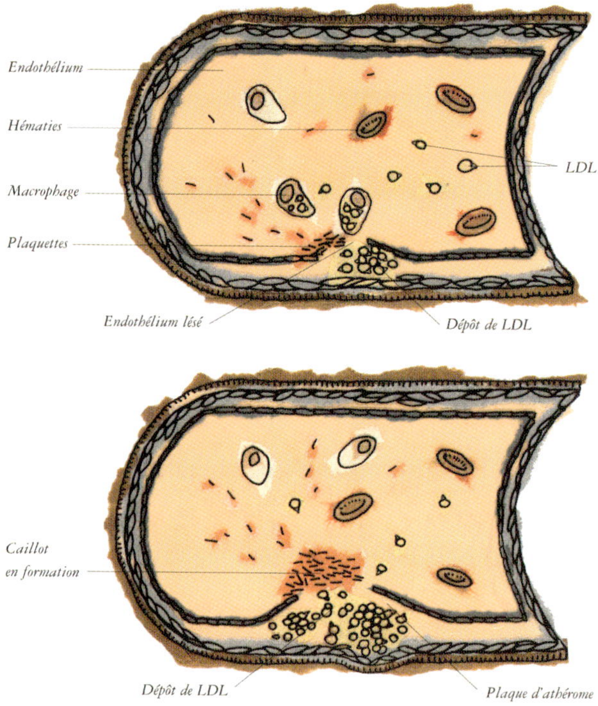

Les manifestations de l'athérosclérose.

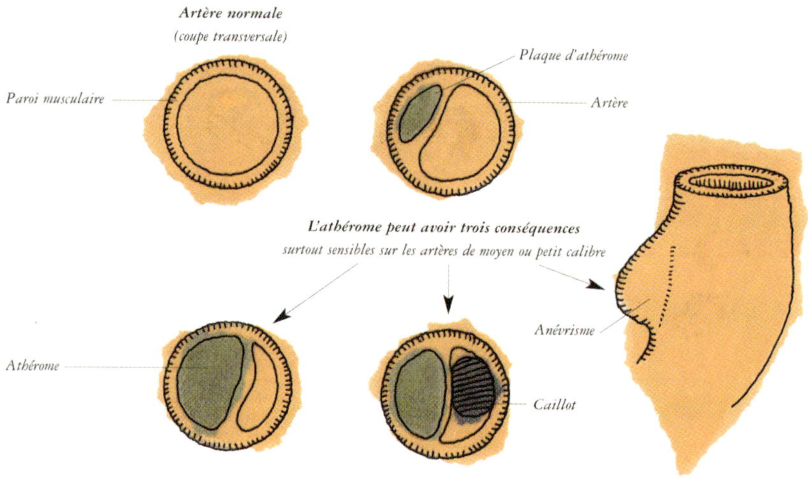

opacifications vasculaires avaient tenté le corps médical. En 1907, Jamin et Merkel utilisèrent sur le cadavre, après opacification coronaire, la radiographie pour suivre les ramifications du réseau artériel. Le lipiodol fut employé chez l'homme par Sicard et Forestier pour des opacifications vasculaires en 1924. C'est l'école portugaise qui s'est illustrée en réalisant les premières angiocardiographies dès 1931 (Moniz et Carvalho) ; les opacifications vasculaires localisées paraissaient possibles alors qu'on redoutait encore l'injection de produit opaque dans le cœur et la circulation systémique. En 1931, Castellanos à Cuba réalisa les premières angiocardiographies avec un matériel rudimentaire. Cette équipe travailla pendant plus de dix ans sur ce sujet, utilisant un produit iodé sodé et réalisant de nombreuses angiographies de cardiopathies congénitales chez l'enfant. Ameuille en France réalisa de très nombreuses angicardiographies dans l'exploration de diverses pneumopathies. En injectant dans les veines ou la veine cave supérieure et après avoir conçu un système très élaboré de prise rapide de clichés, Jonsson et l'équipe suédoise du Karolinska Institute donnèrent une impulsion définitive à la technique, publièrent un très beau traité de l'angiographie des cardiopathies congénitales de l'enfant et de l'adulte, qui fut longtemps une référence.

L'abord du cœur gauche par cathétérisme fut plus long à s'implanter et de nombreuses tentatives furent faites avant la technique de Seldinger. Les cardiologues donnèrent libre cours à leur imagination et, avec le recul, quelques méthodes étaient extrêmement impressionnantes et dangereuses. Nous citerons pour mémoire la ponction de l'oreillette gauche par voie dorsale paravertébrale selon la technique de Bjork en 1951, l'abord direct sous-xiphoïdien du ventricule gauche à la même date, puis l'abord apical de cette cavité par Brocq en 1956. Auparavant, Facquet avait publié sur la ponction de l'oreillette gauche par voie transbronchique, technique souvent combinée au cathétérisme droit pour étudier les atteintes polyvalvulaires. L'angiocardiographie s'était développée et l'exploration complète du cœur était nécessaire pour permettre aux chirurgiens d'adapter la stratégie dans la correction des lésions valvulaires acquises ou congénitales. Le cathétérisme transseptal, encore largement pratiqué aujourd'hui, fut introduit par Ross en 1959 avec différentes modalités qui ont permis les prises de pression auriculaire et ventriculaire gauche, les injections de produit de contraste dans le ventricule gauche et, par la suite, les valvuloplasties mitrales par voie transcutanée. Le cathétérisme artériel rétrograde avait été préconisé par Zimmerman dès 1949, celui-ci ayant pu franchir à contre-courant les valvules sigmoïdes et pénétrer dans le ventricule gauche chez quelques patients atteints d'insuffisance aortique, mais cette technique fut transitoirement abandonnée. En 1953, Seldinger mit au point la ponction fémorale avec introduction d'un guide métallique et d'un cathéter de polyéthylène, méthode qui s'est progressivement améliorée et perfectionnée. Les progrès de la technologie permirent l'utilisation de sondes radio opaques, préformées en « J », de plus en plus performantes, qui imposèrent et généralisèrent cette voie d'abord pour les coronarographies et les premières angioplasties.

Andreas Gruentzig, en individualisant l'angioplastie coronaire, a bouleversé le traitement de l'athérosclérose coronaire et a donné une impulsion prodigieuse à la cardiolgie interventionnelle. Venu d'Allemagne de l'Est, il fit ses études médicales à l'université d'Heidelberg en 1964. S'intéressant d'emblée à la pathologie vasculaire, il suivit une formation spécialisée dans ce domaine à Darmstadt où il rencontra Zeitler qui s'intéressait particulièrement aux possibilités de recanalisation des artères périphériques thrombosées selon la technique de Dotter. Gruentzig alla exercer à l'hôpital de Zurich dans le département d'angéiologie et il revint auprès de Zeitler pour parfaire sa technique et s'initier à la revascularisation des vaisseaux périphériques. À son retour à Zurich, inclus dans l'équipe de cathétérisme cardiaque, il était convaincu que la dilatation artérielle utilisée en angéiologie pourrait, avec des améliorations du matériel, s'appliquer aux artères coronaires. Il avait été frappé par les améliorations fonctionnelles et hémodynamiques entraînées par les angioplasties des artères des membres inférieurs. Il fit alors l'essai de différents types de ballons gonflables adhérents au cathéter ou accolés à lui, placés dans les mailles d'un réseau de soie. Il utilisait des sondes ordinaires alors qu'il souhaitait la création de cathéter à double lumière. En septembre 1975, il put enfin disposer d'une sonde de ce type très fine pour cathétériser des artères

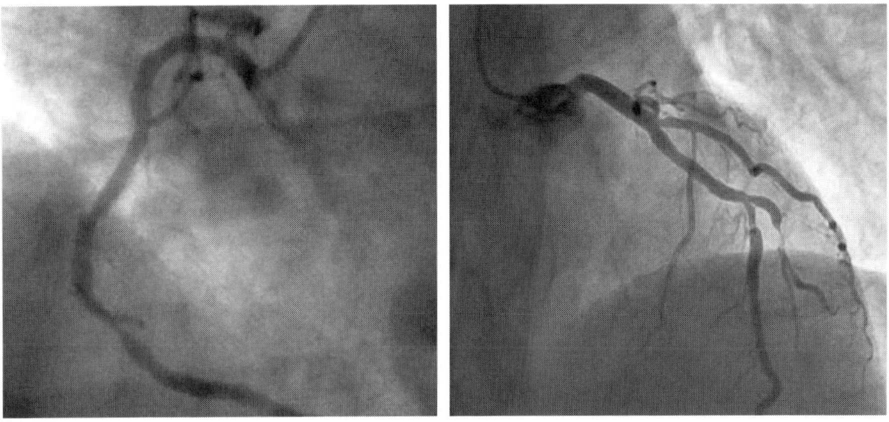

Coronarographies montrant des sténoses athéromateuses sur les trajets artériels.

de très faible calibre. Il commença alors ses premières dilatations chez l'animal après ligature des artères coronaires. Ses premiers résultats furent publiés au congrès de l'American Heart Association en 1976, sa présentation laissant les experts assez sceptiques sur l'avenir de la technique et soulevant diverses critiques. Pour utiliser sa méthode chez l'homme, il souhaita la tester au cours d'interventions de chirurgie coronaire, afin d'avoir le contrôle de la vue et de faire intervenir le chirurgien en cas de complication brutale. Il fit de nombreuses retouches au matériel initial, modifiant les sondes porteuses, les guides métalliques, les ballons.

Le 16 septembre 1967, date historique en cardiologie, après avoir dit au patient qu'il s'agissait d'une première intervention de ce type et obtenu son accord, il fit une angioplastie sur une sténose modérée de l'artère interventriculaire antérieure chez un patient souffrant d'un angor d'effort sévère. Le succès fut complet, la sténose dilatée et, dix ans après, le patient était encore asymptomatique. L'angioplastie coronaire était née et des dizaines de cardiologues, séduits par cette technique, vinrent se former à Zurich. Le prestige de Gruentzig fut immense et il partit aux États-Unis, à l'Emory University à Atlanta, après avoir réalisé en Europe plus de cent procédures. Ses publications dans les grands congrès cardiologiques eurent un énorme retentissement et soulevèrent un réel enthousiasme : une alternative à la chirurgie coronaire était disponible. Gruentzig créa des stages, des cours spéciaux de formation à l'angioplastie extrêmement suivis, et, en dix ans, des milliers d'interventions de ce type furent réalisées, le plus souvent avec succès. Le matériel ne cessa de s'améliorer avec des sondes, des ballons de plus en plus sophistiqués et performants. On put réaliser des angioplasties sur des bifurcations, des artères de plus en plus grêles. Des registres internationaux furent mis au point pour préciser les indications et contrôler les résultats.

Les cardiologues interventionnels, de plus en plus ambitieux, s'attaquèrent à la revascularisation de l'infarctus du myocarde en phase aiguë avec d'excellents résultats, obtenant une diminution des complications et de la mortalité au cours de ce syndrome.

Aujourd'hui, des milliers de patients ont pu bénéficier de l'invention de Gruentzig avec des améliorations significatives. Mais les cardiologues prirent conscience alors de la création par l'angioplastie d'une nouvelle lésion, due à la cicatrisation intimale, la resténose secondaire à la prolifération fibreuse sténosante. Cette complication pouvant survenir chez plus de 50 % des patients traités, elle vint tempérer l'enthousiasme des cardiologues et des patients. Heureusement, les *stents*, endoprothèses coronaires métalliques, virent le jour. Elles furent conçues en Suisse: Sigwart à Lausanne et Puel à Toulouse participèrent à leur mise au point et réalisèrent les premières implantations avec succès. Le traitement préventif des thromboses fut établi par Baragan de Marseille, conseillant l'emploi de la ticlopidine à la place des antivitamines K. De multiples *stents* virent le jour et cette technologie eut un essor fantastique puisqu'elle est utilisée actuellement dans la grande majorité des angioplasties coronaires. Mais la médecine s'accompagne toujours de rebondissements imprévus. Des resténoses sur les bords ou à l'intérieur des endoprothèses apparurent, montrant les limites des progrès. Aujourd'hui des *stents* actifs, couverts de produits visant à réduire la prolifération intimale, sont en évaluation avec des résultats prometteurs.

Grâce à Gruentzig, la cardiologie interventionnelle a conquis une place de choix en cardiologie et ses indications ne cessent de s'élargir. Découlant du même principe, le cathétérisme cardiaque, de nombreuses modalités de cardiologie interventionnelle sont appliquées actuellement avec succès chez le nourrisson, l'enfant, l'adulte, réduisant les indications chirurgicales. On corrige des malformations congénitales, canaux artériels, communications interauriculaires, sténoses pulmonaires, des atteintes valvulaires telles que le rétrécissement mitral par diverses modalités du cathétérisme artériel ou veineux.

6) La cardiologie nucléaire

L'utilisation des isotopes remonte à 1927 quand Blumgart et son équipe rapportèrent l'intérêt de l'utilisation d'un traceur radioactif, le radium C, pour mesurer après son injection intraveineuse le temps circulatoire. Cette méthode fut exploitée et développée en 1948 par Prinzmetal pour déterminer les temps de transit pulmonaire et le débit cardiaque. Prinzmetal suggéra que cette technique pourrait permettre l'étude de la fonction ventriculaire, la détection des *shunts*. Ce chercheur était limité sur le plan technique par l'utilisation d'un compteur Geiger pour mesurer la radioactivité, compteur de particules bêta et peu sensible au rayonnement gamma. Les travaux de Prinzmetal suscitèrent l'intérêt d'autres équipes. Quelques années plus tard, Kety et ses collaborateurs mesurèrent le débit par la clairance tissulaire du sodium radioactif. La médecine nucléaire se développa, fondée sur l'utilisation de molécules traceuses permettant l'étude du système cardiovasculaire sans interférer avec sa fonction. La sélectivité des traceurs permit de recueillir des informations au niveau cellulaire, capillaire ou même moléculaire. Différents traceurs furent proposés, analogues au potassium, le rubidium, le césium, et le potassium lui-même pour l'étude du débit sanguin myocardique régional. Le plus utilisé depuis 1974, employé par voie veineuse, est le thallium 201 dont la répartition traduit celle du débit coronaire dans les minutes qui suivent son injection, soit au repos, soit à l'effort. Cette technique possède une excellente sensibilité pour la détection des sténoses coronaires avec une spécificité modérée. Plus tardivement, on utilisa le technétium MIBI qui paraît avoir une meilleure spécificité.

En quelques années, les scintigraphies se sont imposées dans la détection de la maladie coronaire et, par leur valeur pronostique, chez le coronarien stable. À côté de l'épreuve d'effort conventionnelle, ces méthodes permettent de mieux poser les indications de revascularisation. Après infarctus du myocarde, la scintigraphie permet de quantifier les zones d'hypoperfusion, l'étendue de la zone nécrosée, l'étude segment par segment des territoires ischémiques menacés. Les traceurs de perfusion et les traceurs métaboliques permettent d'étudier aussi la viabilité myocardique, c'est-à-dire le myocarde hiberné, dysfonctionnel, mais encore viable. Enfin, la ventriculographie isotopique s'obtient en synchronisant à la contraction cardiaque les images ventriculaires obtenues après administration d'un marqueur du « pool » sanguin. Les progrès de l'informatique permettent actuellement l'étude de la fonction ventriculaire globale et régionale, après avoir divisé les contours ventriculaires en plusieurs secteurs.

Chapitre 5

La thérapeutique

1) La thérapeutique médicale

La thérapeutique cardiologique, historiquement, a vu le jour avec la découverte des effets de la digitale. C'est le botaniste allemand Leonhart Fuchs (1501-1566) qui décrit la digitale dans son traité *De historia stirpum commentarii*, proposant le nom de « *Digitalis purpurea* », le nom commun de la plante étant *Fingerhut*, « dé à coudre ». Fuchs présente les deux variétés de digitale, la pourpre et la jaune, reconnaît certaines propriétés thérapeutiques, souligne les vertus décongestionnantes et expectorantes des décoctions de feuille, mais sans faire mention des effets cardiaques.

Tout le mérite revient à William Withering. Il naquit en 1741 à Wellington dans les Midlands. Son père était apothicaire, ses oncles médecins l'orientèrent vers la médecine et il s'inscrivit à l'université médicale d'Édimbourg où il s'intéressa d'emblée à la botanique. Il reçut une médaille d'or pour ses connaissances dans ce domaine et fut diplômé de l'université en 1766. Il s'installa en pratique libérale à Stafford, où il devint médecin de l'hôpital. Ayant peu de patients, il avait du temps libre et se livrait à de longues promenades durant lesquelles il herborisa. Il se lia avec une de ses patientes dessinatrice de plantes à qui il portait régulièrement ses cueillettes et il l'épousa en 1772. En 1776, il rédigea un traité de botanique classant les végétaux croissant en Grande-Bretagne. Comme ses revenus étaient insuffisants, il décida sur les conseils d'un ami, le grand-père de Charles Darwin, de s'établir à Birmingham en 1775 où il devint médecin de l'hôpital. Sa clientèle crût rapidement, il publia dans divers domaines, fut élu membre d'une petite société savante, la Lunar Society où il rencontra des médecins et des savants connus, dont Priestley qui découvrit plus tard l'oxygène et Benjamin Franklin.

Au cours de sa pratique médicale, il eut à traiter un patient atteint d'hydropisie évoluée pour lequel il avait émis un pronostic défavorable. Une amélioration surprenante survint après l'ingestion par son malade d'un remède de bonne femme, une mixture végétale, un thé d'herbes composé par une paysanne dont l'histoire a conservé le nom, la mère Hutton. Withering lui rendit visite et, ayant obtenu la recette de sa préparation, qui contenait une vingtaine de plantes, il soupçonna le rôle de la digitale. Ses qualités scientifiques, ses talents de médecin, sa rigueur, lui permirent de se livrer alors en quelques années à une étude sérieuse, un véritable essai thérapeutique des effets de la plante. Rigoureux et patient, après la première prescription de la digitale en décembre 1775, il attendit dix ans pour publier son essai thérapeutique en 1785, ajoutant à ses observations personnelles sur cent soixante-trois patients treize observations de ses collègues. Le texte comporte un essai sur les hydropisies où il rapporte les effets de la plante, indique les techniques de séchage, les variations d'activité des feuilles en fonction des saisons. Il souligne l'effet diurétique, indique qu'à fortes doses la digitale provoque de violentes nausées. Il décrit parfaitement les signes de l'intoxication digitalique, la vision colorée en vert, les sueurs, le ralentissement du pouls et la mort. Withering précise les règles de prescription, l'utilisation de la décoction jusqu'à une diurèse abondante, les meilleures chances de succès correspondant aux hydropisies avec un pouls faible et intermittent. Dans la conclusion de son livre, *An account of the foxglove*, il affirme que la plante agit principalement comme un diurétique, qu'elle est plus efficace dans cette action que les autres drogues connues, qu'en cas d'échec il y a peu de chances qu'un autre médicament agisse. Il décrit une action sur le cœur, un ralentissement, encore inobservé avec d'autres médications, action qui peut avoir un effet salutaire.

Fait exceptionnel à la première publication, après dix ans d'observation rigoureuse, tout était décrit, les règles de prescription, les signes d'activité, l'intoxication. La question la plus controversée concernait le site d'action de la digitale : le rein ou le cœur ?

Bouillaud en 1835 montra l'efficacité de la digitale pour régulariser les cœurs irréguliers et rapides, appelant ce médicament l'« opium du cœur ». Mais, au cours du XIXe siècle, les médecins prirent conscience du caractère peu reproductible des effets thérapeutiques de la poudre obtenue par le broyage des feuilles séchées. La Société de pharmacie de Paris ouvrit alors un concours pour récompenser le chimiste qui cristalliserait le produit actif. En 1841, Holmotte, le pharmacien de l'hôpital de la Charité, obtint cette récompense, mais à l'usage sa préparation s'avéra peu fiable. Ce n'est que vingt-cinq ans plus tard que Nativelle isola le principe actif le plus efficace, remportant le prix de l'Académie de médecine et donnant au corps médical le tonicardiaque majeur, actif par voie orale, encore largement utilisé de nos jours. Mackenzie montra lui aussi son intérêt dans la fibrillation auriculaire et les pharmacologues évaluèrent ses effets « chronotropes, dromotropes négatifs » et son action inotrope, tonicardiaque. Par la suite, l'efficacité du produit sur les insuffisances cardiaques en rythme sinusal fut contestée. En 1922, on isola de la digitale laineuse la digoxine très prescrite à notre époque, plus maniable que la digitaline. Arnaud avait extrait de l'écorce d'un arbre africain, l'ouabaïne, utilisée pour empoisonner les pointes de flèches dont les effets inotropes positifs furent remarqués. Vaquez recommanda sa prescription par voie intraveineuse dans l'insuffisance ventriculaire gauche. Le mécanisme d'action exact des glucosides cardiotoniques ne fut découvert que beaucoup plus tard. C'est en 1965 que Skou montra que ces molécules agissaient sur la fibre myocardique en inhibant les pompes ioniques transmembranaires bloquant les échanges sodium-potassium ATPase dépendants. La pharmacologie cellulaire et moléculaire venait expliquer l'action d'un des premiers médicaments prescrits en cardiologie et utilisé empiriquement depuis deux siècles.

Dans le domaine de l'angine de poitrine, Brunton avait démontré en 1867 l'effet thérapeutique du précieux nitrite d'amyle, quelques gouttes sur un mouchoir faisant disparaître rapidement, après inhalation, la douleur thoracique. L'inhalation de ce dérivé nitré faisait chuter la tension artérielle au prix de céphalées pénibles. Le nitrite d'amyle fut universellement reconnu comme le médicament souverain de l'angor. En 1846, Sobrero avait composé le trinitrate de glycérine dont l'instabilité inquiétait les manipulateurs. William Murrel mit en évidence son action plus efficace et prolongée et la trinitrine s'imposa rapidement dans le traitement de l'angor. Pendant ce temps, Alfred Nobel avait étudié les propriétés explosives de la nitroglycérine absorbée sur une terre particulière, le *kieselguhr*, d'origine marine. De nombreux travaux hémodynamiques furent entrepris avec les dérivés nitrés dès 1960, démontrant l'effet veinodilatateur immédiat avec chute rapide des pressions de remplissage. Leur effet coronarodilatateur fut démontré par la coronarographie.

L'histoire de la découverte des effets de l'aspirine, qui demeure un des médicaments les plus utilisés en cardiologie, est un exemple démonstratif de la diversité de la recherche thérapeutique et de la valeur de l'intuition dans les découvertes médicales. Encore une fois, c'est un médecin écossais, Mac Lagan, qui émit une théorie surprenante : tout antidote devait se trouver à proximité du poison qu'il combattait. Il lui paraissait logique d'affirmer qu'il devait y avoir pour les rhumatismes un remède végétal dans les saules, perpétuellement les pieds dans l'eau et toujours soumis à l'humidité, grande pourvoyeuse de douleurs articulaires. Il traita ses patients avec des grains extraits de l'écorce de ces arbres contenant la salicyline. Un autre Écossais, le père Stone, remarquant que l'écorce de saule avait la même amertume que le quinquina, mit en évidence ses propriétés antipyrétiques. Par la suite, Germain See en 1877 proposa le sel de sodium correspondant, composa le salicylate de soude, maniable et actif, comme antipyrétique et antirhumatismal. Félix Hoffmann, chimiste de la firme Bayer, réalisa la synthèse de l'acide acétylsalicylique, commercialisée et largement diffusée dans le monde entier sous le nom d'« aspirine » en 1914. Plus récemment, on mit en lumière les propriétés et les vertus antiagrégantes plaquettaires de ce médicament, très largement utilisé dans la prévention des thromboses artérielles. Une véritable seconde jeunesse pour cette molécule, irremplaçable dans le traitement de la maladie coronaire et des atteintes artérielles.

La maladie thromboembolique, les thromboses veineuses, sont des complications redoutables dans l'évolution des maladies cardiovasculaires. Ce sont les travaux de Mac Lean, chirurgien américain, qui, en 1926, ouvrirent l'ère moderne de l'anticoagulation. Il parvint à extraire du foie de chien une substance qui retardait la coagulation, donnant lieu à une publication devenue célèbre dans l'*American Journal of Physiology*. En 1919, Howell isola cette substance anticoagulante et l'appela, à cause de sa présence dans le foie, l'« héparine ». Il fallut attendre les années 1930 pour que l'on démontre la richesse du poumon de bœuf en héparine et qu'on arrive à l'extraire et l'isoler. L'héparine, un mucopolysaccharide, fut alors administrée aux États-Unis et en Europe dans le traitement des phlébites et embolies postopératoires. Ce fut un progrès essentiel, en sachant que ce médicament, seulement efficace par voie veineuse, exigeait un traitement prolongé et une surveillance régulière, coûteuse, de ses effets pour éviter des hémorragies. Depuis 1976, d'autres formes d'héparine dites « à bas poids moléculaire », dotées de propriétés plus antithrombotiques qu'anticoagulantes, ont vu le jour. Maniables, efficaces par voie sous-cutanée, leur bonne tolérance a généralisé leur emploi et explique leur succès. La découverte des anticoagulants oraux, autre avancée majeure, résulte curieusement des travaux entrepris par les vétérinaires pour expliquer une intoxication du bétail dans le Dakota et au Canada. L'absorption de foin pourri réduisait le taux de prothrombine des animaux, favorisant des hémorragies foudroyantes. Les chimistes isolèrent et surent synthétiser le principe actif, anticoagulant oral, en 1939, connu sous le nom de « dicoumarol ». Par la suite, d'autres molécules dans cette classe thérapeutique furent synthétisées, la classe s'enrichit de médicaments donnant une hypocoagulabilité relativement stable. Avec l'héparine, les antivitamines K, un énorme progrès avait été réalisé, permettant de prévenir et de traiter les thromboses veineuses et artérielles.

L'ambition des médecins grandit, il fallait non seulement prévenir la formation des caillots, mais les détruire, les lyser quand la thrombose vasculaire est constituée.

On découvrit alors qu'une substance, élaborée par les streptocoques, bactéries dites « hémolytiques », pouvait détruire la fibrine constitutive des caillots. Les biochimistes purifièrent et concentrèrent ce principe pour le rendre moins allergisant et plus efficace. La reperméabilisation des veines et des artères occluses fut possible. Ce succès donna lieu à des bouleversements dans le traitement de la complication la plus dangereuse de la maladie coronaire, l'infarctus du myocarde. La réouverture par thrombolyse intraveineuse du vaisseau occlus est un des grands succès de la cardiologie moderne, réduisant la mortalité de plus de 40 %. Des essais contrôlés multicentriques sur de larges effectifs ont comparé divers thrombolytiques et l'industrie pharmaceutique n'a cessé de progresser, mettant à la disposition des cardiologues des molécules de plus en plus efficaces. Les thrombolytiques, permettant la revascularisation myocardique à la phase aiguë de l'infarctus, sont une des plus grandes avancées de la thérapeutique au XXe siècle.

En 1948, Ahlquist décrivit le concept de récepteurs adrénergiques alpha et bêta dans le système nerveux sympathique et le mécanisme pharmacologique d'action des catécholamines. Une des grandes acquisitions modernes dans le traitement de l'angor, de l'hypertension, de l'insuffisance cardiaque fut la découverte de médicaments bloquant les récepteurs, des protéines de la membrane cellulaire. Le prix Nobel de médecine fut attribué en 1988 à sir Black qui avait découvert vingt ans auparavant le chef de file de la classe thérapeutique des bêtabloquants, le propranohol. Ces drogues sont des antagonistes compétitifs et spécifiques des effets bêtastimulants des catécholamines et inhibent les effets de la stimulation sympathique sur le muscle cardiaque. Ils permettent d'économiser de l'oxygène, réduisent la fréquence cardiaque au repos et à l'effort, la contractilité et la tension artérielle. Dans la maladie coronaire, des essais contrôlés ont démontré qu'ils réduisent la fréquence des crises, améliorent la tolérance de l'effort. D'autres grandes études ont montré, sur de larges échantillons de population, qu'ils diminuaient la mortalité après infarctus du myocarde. Fait étonnant, alors qu'ils étaient contre-indiqués il y a dix ans dans l'insuffisance cardiaque, ils sont aujourd'hui recommandés dans cette indication. Ils réduisent les effets délétères de la stimulation sympathique sur le cœur, améliorent la fonction ventriculaire, ont un effet antiarythmique et diminuent la mort subite.

Un des intérêts et des charmes de la cardiologie est la mouvance des concepts et le bouleversement fréquent des attitudes thérapeutiques, liés à l'intense recherche pharmacologique et aux grands essais contrôlés.

– *La réanimation cardiaque*

La fréquence de la mort subite due à un arrêt circulatoire par asystole ou fibrillation ventriculaire a suscité des recherches d'abord timides, puis de plus en plus importantes dès le début de notre siècle. La généralisation des anesthésies générales au chloroforme avait montré aux chirurgiens et anesthésistes du monde entier la fréquence de cette complication imprévisible, survenant quelquefois chez des patients indemnes de toute cardiopathie. Les premiers essais de massage cardiaque direct avaient toujours été suivis d'échecs, mais, en 1902, un malade atteint d'arrêt cardiaque au cours d'une appendicectomie avait été réanimé par massage cardiaque et respiration artificielle. Les physiologistes au XIXe siècle avaient l'habitude de pratiquer la compression rythmique du cœur chez les chats et les chiens dont le cœur s'était arrêté. Mais la méthode n'avait jamais été appliquée à l'homme, sans doute parce que le thorax humain, large, rigide, résistant, comparé à la cage thoracique souple et étroite des animaux, se prêtait mal à la compression. La réanimation à thorax fermé devint alors un sujet de recherches dès que l'on s'intéressa à la défibrillation du cœur par choc électrique.

L'équipe de Kouwenhoven réalisa que le succès de la défibrillation était limité par le temps requis à sa réalisation, c'est-à-dire la mise en place du défibrillateur et la réalisation du choc. En trois à quatre minutes, le cerveau du patient non oxygéné subit des altérations irréversibles. Il s'imposait, pour obtenir une réanimation efficace, d'assurer une circulation suffisante jusqu'à ce que le choc électrique soit appliqué. Des essais sur les cadavres avaient appris la technique de compression du thorax humain pour éjecter du sang dans l'aorte sans dommage pour le gril costal et les organes internes. Chez des patients anesthésiés et ventilés, on constata qu'une pression efficace rythmiquement exercée sur le thorax permettait d'assurer une pression sanguine suffisante pour avoir le temps de défibriller. Kouwenhoven diffusa la technique du massage cardiaque externe et une vingtaine de patients purent ainsi être réanimés. Lorsque l'arrêt cardiaque survenait en dehors d'une salle d'opérations, il fallait assurer une ventilation. Il fut proposé la ventilation « bouche à bouche » qui s'avéra suffisante pour attendre l'intubation et la respiration contrôlée.

L'histoire de la défibrillation électrique du cœur s'est déroulée sur plus d'un siècle. En 1850, Ludwig avait déclenché une fibrillation ventriculaire chez l'animal en appliquant un courant faradique sur le myocarde. La fréquence des arrêts cardiaques après anesthésie au chloroforme stimula la recherche et le Français de Lamballe publia, dans le *Bulletin de l'Académie des sciences* en 1873, un texte sur la possibilité de défibrillation en appliquant des chocs par décharge de piles électriques. Green, un chirurgien anglais, avait placé une batterie électrique dans sa salle d'opération et il publia, dans le *British Medical Journal* en 1872, quelques succès de sa technique de défibrillation. Ces observations exceptionnelles furent des curiosités et la technique tomba pratiquement dans l'oubli. Mac Willam, un physiologiste écossais d'Aberdeen, étudia en 1885 les modalités de la défibrillation et il démontra qu'on pouvait interrompre l'arythmie en appliquant une série de décharges électriques à thorax ouvert chez l'animal. Sa technique donna lieu à une publication au Congrès mondial de médecine de Washington en 1887. En 1898, Porter, physiologiste de l'université d'Harvard, nota lui aussi que le cœur pouvait récupérer après une défibrillation électrique et reprendre une activité normale. En 1899, Prevost et Batelli de Genève produisirent chez le chien des fibrillations ventriculaires en appliquant de faibles décharges électriques. L'application de courants de plus forte intensité mettant tout le myocarde en période réfractaire interrompait la fibrillation et, après quelques secondes d'arrêt cardiaque, le cœur reprenait son activité normale. Leur travail fut méconnu pendant des années et ce sont les compagnies d'électricité américaines qui stimulèrent les recherches, les morts subites par électrocution étant courantes dans leur main-d'œuvre. L'Edison Company of New York City et la Bell Company donnèrent des crédits de recherche aux équipes cardiologiques du John Hopkins et de la Columbia University.

Les travaux de Prevost et Batelli furent redécouverts. On mit en évidence que la fibrillation survenait quand la décharge électrique tombait au cours de la repolarisation, autour de l'onde T. Wiggers, physiologiste renommé, s'intéressant au problème, travailla sur le chien et publia trois cent vingt-sept succès sur trois cent vingt-huit fibrillations ventriculaires induites. Un chirurgien, Karl Beck, fit installer un défibrillateur dans sa salle d'opération et réalisa après quelques échecs les premières défibrillations avec succès durable chez l'homme. La technique exigeait l'ouverture du thorax avec application des électrodes directement sur le cœur, ce qui limitait son emploi.

En 1956, Zoll à Harvard avait conçu un défibrillateur externe et pratiqué avec succès onze défibrillations cardiaques. L'année suivante, Kouwenhoven rapporta lui aussi des succès analogues de défibrillation à thorax fermé. La réanimation cardiaque était née. Elle fut appliquée en France pour la première fois à Paris par l'équipe du professeur Bouvrain qui contribua à la diffusion en France de la réanimation cardiaque.

La mort subite par fibrillation ventriculaire ou asystole est hélas courante, soit après infarctus du myocarde, soit au cours de l'insuffisance cardiaque. Ce problème dramatique suscita de nombreuses recherches, en particulier celle de Mirowski, cardiologue très ingénieux et tenace du Mount Sinai Hospital, qui mit au point en 1970 le défibrillateur automatique implantable, appareil ultrasophistiqué et de conception géniale. Il permet de détecter le début des tachycardies et fibrillations ventriculaires, de délivrer un choc électrique, d'arrêter l'arythmie, de stimuler si nécessaire et de restaurer le rythme sinusal. Volumineux au début, source de chocs abusifs initialement, de fiabilité incertaine, grâce aux efforts de Mirowski et de l'industrie, l'appareil s'est miniaturisé en améliorant ses performances de détection et d'entraînement systolique. C'est aujourd'hui une merveille technologique dotée de multiples fonctions. De grands essais contrôlés ont démontré sa fiabilité, son efficacité, avec une réduction de la mortalité significative par rapport au traitement antiarythmique. Le défibrillateur, dont les indications ne cessent de s'élargir, a sauvé déjà des milliers de vies humaines et apparaît comme un des plus grands progrès de la cardiologie.

– *Bradycardies et pacemakers*

Le pouls lent permanent et les blocs auriculoventriculaires ont été connus bien avant l'utilisation de l'enregistrement de l'activité électrique du cœur. Morgagni rapportait qu'un médecin allemand, Gerbezius de Laibach, avait publié dans un traité édité à Nuremberg deux observations de pouls lent permanent avec syncopes. En 1761, il rapporta, dans deux de ses lettres célèbres, deux observations typiques de blocs paroxystiques : la première chez un patient pléthorique, « au teint fleuri », qui faisait des crises de type épileptique avec un ralentissement intermittent du pouls ; la seconde concernait un commerçant de Padoue, atteint de vertiges, de syncopes convulsives, associées à une rareté du pouls. Adams en 1825 fit une description précise du syndrome que reprit et compléta Stokes en 1846. Celui-ci, observant les jugulaires de son patient, eut le mérite de décrire la dissociation des battements artériels et veineux, affirmant que les troubles étaient liés à une cardiopathie, ce qui fut remis en question par la suite. Huch complète la description clinique du syndrome, montrant la permanence du rythme lent à l'effort, mais évoque dans son origine le rôle éventuel des atteintes nerveuses cérébrales, bulbaires ou du nerf pneumogastrique. Il faut souligner l'apport exceptionnel de Chauveau, qui réalisa le premier enregistrement graphique de la dissociation auriculoventriculaire, montrant sur ses courbes l'activité indépendante des oreillettes et des ventricules. En 1893, His, qui avait décrit le faisceau qui porte son nom, publia plus tard un cas de pouls lent permanent, créant le nom de « *Herz Block* ». Vaquez et Gallavardin, au Congrès français de médecine en 1919, dressèrent le tableau magistral de la maladie de Stokes Adams et de ses origines. Le traitement était décevant et il fallut attendre l'apparition de l'Aleudrine et de l'isopropylnoradrénaline, beaucoup plus tard, pour obtenir les premières améliorations. Dans les années 1950, la conception et la mise au point de l'entraînement électrique du cœur furent le fruit de nombreuses recherches expérimentales. Il faut rappeler que, dès 1872, Duchenne avait pratiqué la stimulation électrique chez le chien, utilisant des cables transthoraciques et des décharges électriques. En 1912, Erlanger à Washington confirma l'efficacité prolongée de la stimulation directe du myocarde du chien et, vingt ans plus tard, Hymans mit au point un système produisant rythmiquement des stimulations électriques du cœur efficaces dans des préparations cœur-poumon.

Mais ce fut Zoll en 1952 à Boston qui conçut et mit au point le premier pacemaker efficace. Il avait utilisé chez le chien un cathéter-électrode transjugulaire pour stimuler le cœur par les voies de conduction physiologiques. En 1952, pour la première fois, il utilisa l'entraînement électrique transthoracique avec succès chez un patient atteint de pauses cardiaques prolongées au cours d'un accident coronarien. Le patient récupéra complètement après cinq jours de stimulation.

Les premières implantations de stimulateurs suivirent, utilisant un générateur relié à des électrodes myocardiques par des fils métalliques recouverts de polyéthylène. Les incidents, les déplacements d'électrodes diminuèrent progressivement avec un matériel encombrant dans une poche sous-cutanée mais fiable, relié au cœur par des électrodes pénétrant dans le myocarde. En 1960, personne n'envisageait sans crainte de laisser à longue échéance un corps étranger métallique dans les cavités cardiaques droites : on utilisait la stimulation temporaire sous couvert d'un traitement anticoagulant pour de brèves périodes. À partir de 1964-1965, la stimulation endocavitaire se généralisa, ce qui fut un grand progrès, les sondes introduites par voie veineuse étant reliées à un générateur enfoui sous la peau. Les techniques de stimulation ne cessèrent de se perfectionner avec la stimulation sentinelle, n'intervenant qu'à la demande, la stimulation double chambre. Les progrès de l'informatique, la miniaturisation des boîtiers, créèrent des appareillages de plus en plus sophistiqués, adaptés à divers types d'arythmies. Des études récentes ont montré l'intérêt de la stimulation multisite dans le traitement de l'insuffisance cardiaque. Une véritable spécialité est apparue, la stimulation, avec une extraordinaire variété de types de « piles » et l'exploitation de l'électronique au sein de la cardiologie.

2) La chirurgie cardiaque

– *La chirurgie autour du cœur*

L'essor de la chirurgie cardiaque trouve son origine dans le talent et l'ingéniosité de brillants chirurgiens, le développement de l'anesthésie-réanimation, mais aussi les progrès de l'exploration cardiovasculaire. Il faut souligner le rôle de pionnier joué par Alexis Carrel en chirurgie vasculaire et en chirurgie expérimentale avec la mise au point des sutures vasculaires et des cultures tissulaires.

Né en 1873 à Lyon, il fut formé dans cette université. Dès 1886, il publiait sur une nouvelle technique de suture vasculaire sans réduction de la lumière des vaisseaux et peu thrombogène chez le chien. Il fut capable de transplanter le rein d'un chien à son cou en suturant les vaisseaux du pédicule rénal à l'artère carotide et à la veine jugulaire. Carrel émigra au Canada et exposa ses techniques de suture vasculaire au Congrès de langue française ; ses travaux séduirent Karl Beck qui lui proposa de travailler dans son laboratoire sur les transplantations d'organe et les cultures de tissu. Carrel observa que les organes conservés et non vascularisés pouvaient garder une longue viabilité, et sa culture la plus remarquable fut celle d'un myocarde d'embryon de poulet maintenue pendant trente-quatre ans. La richesse et la valeur scientifique de ses travaux lui firent attribuer le prix Nobel avec l'admiration de tous les milieux chirurgicaux.

C'est par le problème crucial des plaies du cœur et des sutures de cet organe que la chirurgie cardiaque naquit. Après de nombreuses tentatives infructueuses, en 1896, Ludwig Rehn réussit la première suture d'une plaie du cœur à Francfort, chez un jeune homme atteint d'un coup de couteau dans la région précordiale. Après une syncope, son état s'était stabilisé avec un hémopéricarde compressif et il fut opéré le lendemain par Rehn. Celui-ci constata à l'ouverture du thorax une plaie du ventricule droit d'un centimètre et demi, qu'il sutura. L'évolution fut favorable et le blessé survécut. En 1898, Fontan, chirurgien de l'hôpital militaire de Toulon, réussit lui aussi la suture d'une plaie du ventricule droit, le patient allant encore bien cinq ans après.

Le développement d'interventions sur le péricarde fit progresser la chirurgie thoracique. L'idée de libérer le cœur d'une gangue calcaire ou fibreuse fut émise par Weil, professeur de pédiatrie à Lyon, qui conçut l'idée d'une décortication cardiaque « comme on pèle une orange ». Trois ans plus tard, Delorme mit en application cette technique en réussissant une décortication pleuropulmonaire. En 1902, Brauer proposa pour les péricardites constrictives la résection de plusieurs cartilages chondrocostaux pour libérer le cœur et permettre son expansion diastolique, idée originale mais mutilante. L'opération, appelée la « cardiolyse », fut réalisée par ses collègues d'Heidelberg avec succès chez trois patients. En 1913, Sauerbruch réalisa une péricardectomie partielle, mais c'est encore à Rehn que revint le mérite de réussir les premières péricardectomies totales. En 1928, cette opération fut réussie aux États-Unis avec un succès durable par Churchill à Boston, et ce type d'intervention s'est généralisé après 1950 avec les progrès de la réanimation.

Une deuxième opération de chirurgie thoracique intéressant les cardiologues fut conçue pour les embolies pulmonaires. Dès le début du XXe siècle, la chirurgie, libérée des risques majeurs de l'infection avec l'asepsie, se heurtait aux problèmes dramatiques des embolies. C'est à Leipzig, en 1908, que Trendelenburg proposa une intervention spectaculaire et ambitieuse visant en extrême urgence à découvrir l'artère pulmonaire et à extraire les caillots du tronc et des branches de ce vaisseau pour les embolies gravissimes. Les échecs furent nombreux mais, en mars 1913, Schumacher remporta quatre succès opératoires, les patients décédant hélas, en cours d'hospitalisation, de récidive d'embole ou d'infection. Il fallut attendre 1924 pour que Kirchner puisse faire état du premier succès durable, succès applaudi dans la presse internationale. Des modifications de la technique opératoire et du matériel autorisèrent plusieurs embolectomies avec succès, soit à Berlin par Meyer, soit à Stockholm par Craaford. En fait, les problèmes médicaux expliquaient la rareté des succès, le diagnostic d'embolie pulmonaire massive étant soit erroné, soit tardif, ou les récidives emboliques survenant en l'absence de traitement anticoagulant efficace. L'intervention faillit être abandonnée, mais après la Seconde Guerre mondiale, les progrès de l'anesthésie-réanimation, l'acquisition de l'héparine et les améliorations techniques donnèrent une nouvelle impulsion à cette chirurgie qui demeure encore aujourd'hui exceptionnelle.

Le vrai début de la chirurgie cardiaque fut marqué par l'abord des anomalies congénitales avec la chirurgie du canal artériel et de la coarctation aortique. L'histoire débute dès 1907 avec les travaux de Monro au Boston City Hospital, qui propose la fermeture chirurgicale des canaux artériels. Lors d'examens anatomiques chez l'enfant, il avait noté la proximité de ce vaisseau et de la paroi antérieure du thorax, la facilité de son abord et de sa ligature. Cette malformation, cause d'insuffisance cardiaque, était fréquente chez l'enfant et il proposa une technique de fermeture. Trente ans plus tard, Strieder aux États-Unis tenta la première intervention, mais le chirurgien ne put ligaturer correctement le canal et le patient décéda. Après avoir simplifié la technique opératoire, Gross réussit la première ligature chez une petite fille de 7 ans en 1938. L'enfant guérit complètement et sortit en bonne forme de l'hôpital quelques jours après l'intervention. Ce chirurgien ne cessa d'améliorer la technique, le matériel, et les succès définitifs se multiplièrent.

Il conçut ensuite le traitement chirurgical de la coarctation aortique. Dans un autre centre, Blalock envisagea une opération palliative utilisant la sous-clavière gauche pour court-circuiter l'isthme aortique en suturant son segment proximal à l'aorte sous-isthmique. L'opération fut réussie en 1947 par Clagett à la Mayo Clinic. Mais l'intervention radicale avec résection de l'isthme et suture des portions sus- et sous-isthmique fut réussie par Craaford à Stockholm en 1944 chez un enfant de 12 ans. Les modalités de cette intervention se perfectionnèrent et elle se généralisa rapidement dans le monde entier. Craaford et Gross furent des pionniers talentueux et tenaces, des précurseurs dans le développement de la chirurgie cardiaque.

L'histoire de l'opération de Blalock comme traitement de la maladie bleue, la tétralogie de Fallot, est exemplaire. Hélène Taussig, cardiologue, pédiatre au John Hopkins Hospital, se passionna pour l'étude des malformations cardiaques congénitales. Ayant observé la réduction du flot pulmonaire dans cette cardiopathie, elle réfléchit aux moyens d'améliorer le débit pulmonaire. De son côté, Blalock cherchait chez le chien à provoquer au contraire une hypertension pulmonaire en anastomosant la sous-clavière à l'artère pulmonaire. Hélène Taussig convainquit Blalock de tenter cette opération palliative dans la tétralogie de Fallot pour améliorer l'hématose. Les risques chez ces enfants cyanosés, extrêmement fragiles, étaient très grands à une époque où la réanimation était encore débutante. La première intervention fut pratiquée, avec une anastomose terminolatérale de la sous-clavière gauche à l'artère pulmonaire correspondante, avec un succès de quelques mois seulement chez une enfant de 5 ans, opérée en insuffisance cardiaque. Dans les semaines qui suivirent, Blalock réalisa d'autres opérations avec des succès plus durables en anastomosant la sous-clavière droite à l'artère pulmonaire correspondante. Les réussites se multiplièrent et la chirurgie des cardiopathies congénitales se développa sous l'impulsion de ces précurseurs, en Europe et dans le monde entier.

– *La chirurgie cardiaque elle-même*

En 1902, Brunton avait montré sur des pièces anatomiques que la commissurotomie mitrale était possible mais Mackenzie, grand patron de l'époque, soutenait que l'atteinte myocardique était plus importante que le barrage mitral lui-même. En 1923 à Boston, Cuttler et son équipe tentèrent une commissurotomie mitrale avec un valvulotome rudimentaire chez une fillette de 11 ans ; le succès fut seulement temporaire. Cette opération souleva un grand intérêt et beaucoup d'espoir vu la gravité et la fréquence du rétrécissement mitral. En 1926, Souttar, chirurgien londonien, eut l'audace de tenter une dilatation de l'orifice mitral en passant son doigt par l'auricule gauche. Son intervention n'eut aucun retentissement et ce n'est qu'en 1940 que Bailey de Philadelphie entreprit chez le chien une étude expérimentale de la chirurgie mitrale. Il tenta sa première intervention chez l'homme en novembre 1945, mais le patient décéda sur la table d'une déchirure de l'oreillette gauche. La deuxième tentative pour un rétrécissement mitral calcifié, très sévère, fut encore un échec. Bailey allait se décourager lorsqu'il réussit enfin, après des succès temporaires, des commissurotomies avec des améliorations prolongées et spectaculaires. Dans les mois qui suivirent, différents types d'opération furent réussis par Harken aux États-Unis et lord Brock à Londres. La chirurgie mitrale était née et allait révolutionner le traitement d'une atteinte valvulaire commune et de la plus haute gravité.

Après l'abord de la mitrale, les chirurgiens tentèrent la chirurgie des valvules pulmonaires et aortiques. En 1947, Sellors remporta son premier succès de valvulotomie dans une sténose pulmonaire isolée. Brock, après des tentatives malheureuses, codifia ce type d'intervention et y associa des dilatations et des résections de l'infundibulum pulmonaire. En 1952, il avait effectué avec succès plus de soixante interventions de ce type. Bailey s'attaqua aux lésions et valvulotomies aortiques, mais les fréquentes et volumineuses calcifications de l'orifice limitèrent la portée de cette opération, vu la fréquence des fuites aortiques postopératoires et la rapidité des resténoses.

– *La chirurgie à cœur ouvert*

Les possibilités chirurgicales, au début des années 1950, étaient encore limitées et il était impératif pour l'essor de la chirurgie cardiaque de permettre au chirurgien d'opérer sous le contrôle de la vue, tout en assurant une irrigation et une oxygénation tissulaires satisfaisantes. Depuis le XIXe siècle, on savait que le froid réduisait la demande tissulaire en oxygène. En 1949, Wilfried Bigelow et son équipe réalisèrent les premières tentatives de chirurgie cardiaque sous hypothermie chez l'animal. On songea à utiliser le sang refroidi du patient lui-même pour obtenir une hypothermie permettant la chirurgie intracardiaque, mais cette méthode déclenchait tout de même une fibrillation ventriculaire risquant d'être irréversible. En 1952,

Lewis ferma une communication interauriculaire chez une enfant en utilisant la technique du cœur ouvert sous hypothermie. Dans les dix années suivantes, la recherche des équipes chirurgicales s'orienta sur l'application de diverses techniques d'hypothermie. En 1953, Swan à Denver utilisa cette méthode pour opérer une centaine de patients au prix, hélas, d'une mortalité non négligeable. Il fallait à l'évidence progresser en assurant une circulation extracorporelle fiable et efficace pour permettre à la chirurgie à cœur ouvert de se développer. Dans les années 1920, Alexis Carrel et le célèbre aviateur Lindbergh, précurseurs enthousiastes, avaient déjà imaginé un cœur artificiel, idée qui fut reprise par Gibbon dans l'équipe de Gross à Boston. Avec beaucoup d'ingéniosité et après de longues recherches, Gibbon conçut un système de pompe à galets pour mobiliser le sang, un oxygénateur fait d'un grillage d'acier inoxydable, très mince, permettant d'étaler et de mettre en contact en un film très fin le sang et l'oxygène. L'idée de Gibbon fut une des plus grandes avancées de la technologie et une des créations les plus ingénieuses des techniques chirurgicales. Elle permit l'explosion de la chirurgie cardiaque avec l'abord direct des lésions cardiaques, sous le contrôle de la vue, et leur correction avec une grande sécurité. Toutes les cardiopathies congénitales ou acquises pouvaient être abordées. Progressivement, d'autres oxygénateurs furent proposés. De Wall conçut l'oxygénation en faisant barboter l'oxygène dans une colonne sanguine. En 1956, Lillehei pratiqua la première correction d'une insuffisance mitrale. John Kirklin à la Mayo Clinic utilisa un système type Gibbon modifié pour corriger diverses cardiopathies valvulaires et congénitales. À partir de 1960, les équipes spécialisées dans le monde entier utilisèrent ces systèmes de circulation extracorporelle pour la chirurgie intracardiaque. La chirurgie valvulaire devint plus précise et on en vint à envisager la correction des fuites mitrales et aortiques.

Remplaçant la valve native, le 21 septembre 1960, Starr implanta avec succès la première prothèse mitrale à bille qui porte son nom. Le principe et la technique étaient lancés et on assista à la mise au point de divers modèles de prothèses mitrales et aortiques à bille, à disque basculant en alliages divers. Au début des années 1980, on comptait plus de deux cent cinquante mille prothèses de Starr et prothèses de Bjork-Shiley implantées dans le monde. Les corrections complètes des malformations complexes du cœur, telle la tétralogie de Fallot, ou les transpositions des gros vaisseaux furent possibles, et il semble qu'il n'y ait plus de limites aux possibilités chirurgicales vu l'ingéniosité et la dextérité des chirurgiens.

L'évolution des idées concernant la chirurgie de la maladie coronaire et de l'angine de poitrine suivit fidèlement les conceptions physiopathologiques émises pour ce syndrome. Au début, alors que l'on évoquait une irritation des plexus nerveux cardiaques, la sympathectomie fut à la mode et, en 1916, Ionesco réalisa la sympathectomie cervicale. Les premières tentatives pour corriger l'ischémie du myocarde survinrent en 1935, quand Karl Beck de Cleveland tenta d'augmenter l'irrigation myocardique en greffant le muscle pectoral sur l'épicarde de la face latérale du ventricule gauche. Les résultats furent mauvais et la mortalité très élevée.

Après la guerre, Vineberg de Montréal tenta une nouvelle opération, l'implantation de l'artère mammaire interne avec ses branches distales ouvertes dans le myocarde. La théorie était fondée sur l'espoir d'anastomoses entre la distalité de cette artère et la circulation coronaire. Cette opération devint populaire: plus de cinq mille interventions furent pratiquées avec quelques succès. L'essor de la coronarographie permit enfin la localisation précise des sténoses coronariennes et une meilleure connaissance des lésions de la maladie.

En 1964, Kolossov, un chirurgien russe, pratiqua la première anastomose artère mammaire interne et artère coronaire. En 1967, à la Cleveland Clinic, Favaloro acheva l'approche physiopathologique en utilisant des greffons veineux saphènes pour réaliser des pontages court-circuitant les lésions sténosantes. Dans les mois suivants, Dudley Johnson réalisa des pontages saphènes sur le réseau coronaire gauche. Bailey généralisa les anastomoses mammaires internes-coronaires qui devinrent une des opérations les plus pratiquées et les plus séduisantes dans le traitement de la maladie coronaire.

– *La transplantation cardiaque*

Depuis le 3 décembre 1967, la transplantation cardiaque apparaît comme une étape importante, un tournant qui a ouvert un chapitre nouveau et exaltant dans l'histoire de la médecine et de la thérapeutique. La transplantation du cœur concerne un organe mythique, symbole de vie, dont la pathologie, le remplacement et le don se font toujours dans un climat émotionnel, angoissant et pathétique. Assurer la survie d'un être humain grâce au remplacement d'un de ses organes vitaux par un organe sain, prélevé sur un autre individu, représente un geste salvateur, un exploit thérapeutique.

Épanouissement d'une science nouvelle, les transplantations représentent l'aboutissement d'une longue série de recherches qui ont ouvert des horizons nouveaux dans le domaine de la biologie et de la thérapeutique. Leur succès résulte de la conjonction de travaux de généticiens, de biologistes, de réanimateurs, de chirurgiens et elles sont la réussite d'un travail d'équipe. La transplantation d'un organe implique plusieurs préalables : maîtriser la technique de prélèvement, assurer la survie de l'organe isolé, réimplanter le greffon en respectant ses connexions, et surtout prévenir le rejet en inhibant des mécanismes immunologiques immédiats et complexes.

Dès 1905, les travaux d'Ullman à Vienne et de Carrel à Lyon avaient ouvert la voie. Les premières transplantations rénales donnèrent une impulsion remarquable à la recherche immunologique, avec la démonstration du rôle des cellules lymphoïdes dans l'information de l'état immunitaire et le processus du rejet. Les travaux de Dausset, la découverte du complexe majeur d'histocompatibilité, la mise au point de substances immunodépressives, permirent avec succès les premières greffes rénales. Le cœur est une pompe, un muscle puissant mais relativement simple, et sa transplantation faisait l'objet de nombreuses recherches. Norman Shumway, aux États-Unis, chirurgien cardiaque déjà connu et expérimenté, travaillait depuis 1958 environ sur les problèmes de transplantation. Chez l'animal, il avait mis au point une technique laissant en place, chez le receveur, la partie postérieure des oreillettes en y associant les sutures des divers pédicules vasculaires.

Les suites de la transplantation étaient le moment critique ; les problèmes hémodynamiques et surtout immunologiques, compromettant le succès de l'opération, retardaient l'autorisation de la très pointilleuse et rigoureuse administration américaine.

Le 3 décembre 1967, coup de tonnerre médiatique, le monde entier était informé de la première transplantation cardiaque effectuée par Christian Barnard avec un succès immédiat au Cap en Afrique du Sud. Le receveur était un épicier du Cap, Washansky, âgé de 54 ans, au stade terminal d'une cardiomyopathie ischémique. Cet exploit eut un énorme retentissement, mais ce premier greffé ne devait survivre que dix-huit jours, décédant d'une pneumopathie probablement liée à un excès d'immunosuppression. Le 2 janvier 1968, Barnard faisait sa deuxième greffe cardiaque chez le docteur Blaiberg, qui allait survivre dix-huit mois. Dans le monde entier, une extraordinaire compétition s'ouvrit et presque tous les centres de chirurgie cardiaque réalisèrent des transplantations. Christian Cabrol réussit la première greffe européenne et Dubost greffa le père Boulogne dont toute la France suivit l'aventure. Henry greffa à Marseille Emmanuel Vitria, qui survécut seize ans. Mais le rejet n'était pas maîtrisé, les survies prolongées étaient rares et les limites de la transplantation apparurent aux yeux de tous les cardiologues. Alors que le découragement gagnait toutes les équipes, en 1977, la ciclosporine fut découverte, permettant de réduire et de limiter les rejets, allongeant les survies et donnant une nouvelle impulsion à la transplantation du cœur.

Aujourd'hui, même si tous les problèmes ne sont pas résolus, la greffe cardiaque est une solution presque radicale dans le traitement des cardiomyopathies et des insuffisances cardiaques de l'adolescent, de l'adulte jeune ou avant 60 ans, permettant des survies à cinq ans de 80 %. Mais les transplants font défaut, ce qui contribue à créer de longues listes d'attente. Heureusement, des solutions d'avenir se profilent à l'horizon, montrant la vitalité de la recherche cardiologique :

– le cœur artificiel, mécanique très sophistiquée, qui peut être avantageusement remplacé par des assistances circulatoires ventriculaires temporaires, déjà implantées chez plusieurs patients avec succès pour passer un cap critique ;

– l'autotransplantation de cellules musculaires, de myoblastes ou de cellules souches après leur mise en culture et leur intense prolifération. Ces cellules sont transplantées dans le myocarde ou les vaisseaux coronaires du patient, soit après pontage, soit après angioplastie. Les premiers résultats sont encourageants et ces techniques sont actuellement évaluées dans des essais contrôlés.

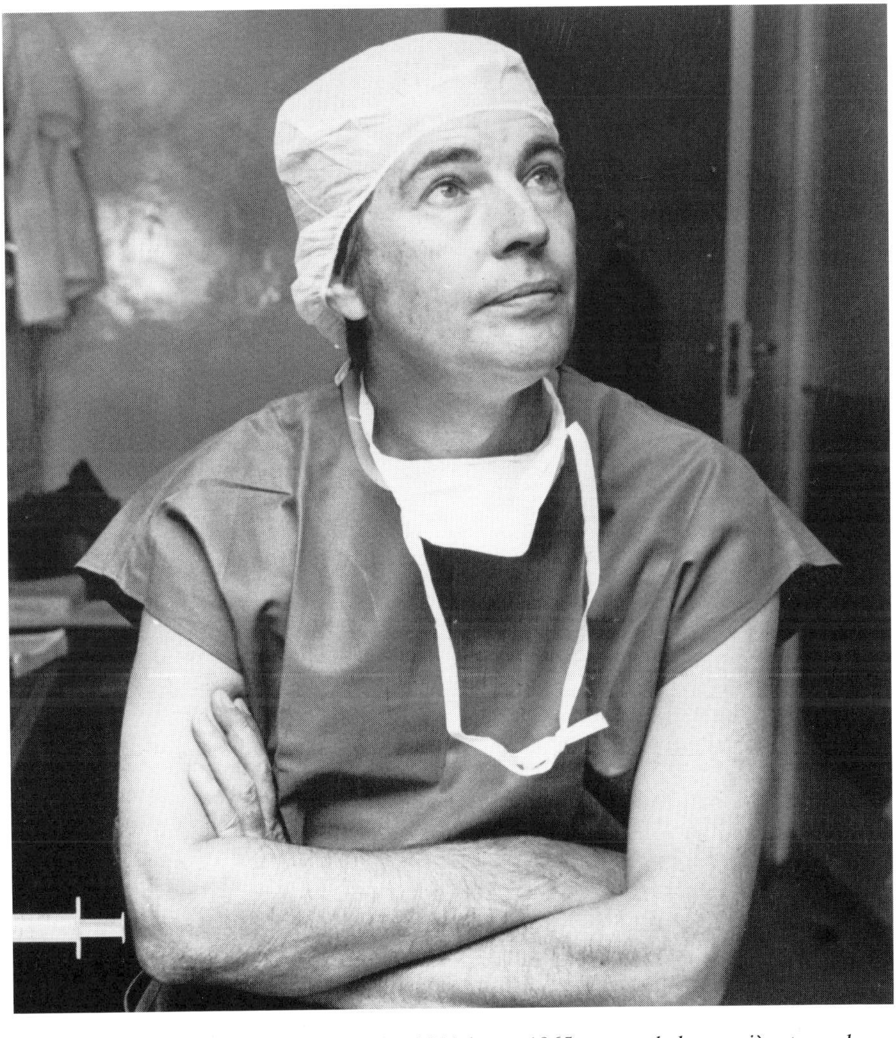

Christian Barnard (1922-2001), photographié ici vers 1965, auteur de la première transplantation cardiaque, le 3 décembre 1967.
© AKG-images.

Chapitre 6

Les grandes pathologies

1) L'ATHÉROSCLÉROSE

Fléau du monde moderne, sévissant dans les pays développés, l'athérosclérose, un des premiers facteurs de mortalité, n'a été reconnue que tardivement comme une entité pathologique bien définie. Le nom a été créé en 1904 par l'Allemand Marchand pour décrire l'association de l'athérome et de la sclérose dans l'intima des artères de gros et moyen calibre. L'athérome (du grec *athere*, « bouillie ») est la partie molle, rès riche en lipides, cholestérol en particulier, constituant le cœur de la plaque. La sclérose (du grec *skléros*, « dur ») est l'armature fibreuse composée de fibroblastes et de collagène qui enchâsse le cœur lipidique. L'athérosclérose est apparue certainement avec le début de l'humanité. En effet, on mit en évidence sur l'aorte, les carotides et les artères des membres inférieurs des momies des lésions de type athéromateux, avec des plaques fibreuses et des calcifications. Depuis des siècles, ce fléau de l'humanité dont la prévalence ne cesse de croître a suscité de multiples recherches et de nombreuses théories pathogéniques.

Le terme d'« artériosclérose », décrivant la fibrose, l'induration artérielle, sans dépôt d'athérome, avec des calcifications vasculaires, avait été créé pour faire état du seul vieillissement vasculaire par Lobstein en 1833. Dans l'Antiquité, Galien, l'école d'Alexandrie et les médecins islamiques n'ont accordé qu'un faible intérêt aux indurations vasculaires.

Il fallut attendre le XVIe siècle pour trouver des descriptions précises de pétrifications, d'ossifications vasculaires ; l'anatomiste Fallope et surtout Bellini en 1662 emploient le terme « pétrification » pour décrire l'extrême induration des parois artérielles. La première description parfaite, s'appuyant sur des dessins très évocateurs, montre une aorte tortueuse, anévrysmale, avec des lésions caractéristiques de bouillie athéromateuse, des plaques jeunes, des plaques indurées, ulcérées et des thrombus. Morgagni fait référence à ces travaux. Au XVIIIe siècle, les premières conceptions pathogéniques fleurissent pour expliquer ces lésions et ossifications artérielles. Crell décrit des lésions athéroscléreuses du réseau coronaire, mettant en cause des zones d'infection qui laissent derrière elles de petits abcès calcifiés après dessication. Le grand médecin hollandais Boerhaave implique l'oblitération des vaisseaux microscopiques de la paroi artérielle, les *vasa vasorum*, laissant des cicatrices calcifiées. Von Haller, dans son traité *De sedibus*, démontre que le vieillissement n'explique pas tout, puisqu'il a rencontré dans ses nécropsies des lésions chez des sujets très jeunes et l'absence d'ossifications vasculaires chez des sujets très âgés. Au XIXe siècle, tous les grands anatomopathologistes s'intéressent à cette maladie artérielle. Bichat considère la maladie comme un processus dégénératif lié aux seules conséquences tissulaires du vieillissement. Il voit comme lésion initiale artérielle une atteinte intimale, source d'induration et d'ossification de la paroi. Soutenant une conception promise par la suite à un vif intérêt, Cruveilhier donne une place primordiale à la thrombose *in situ*, réaction à une inflammation locale. En 1841, Rokitansky reprend et développe cette théorie, montrant que les dépôts dans l'intima viennent électivement de la fibrine et des cellules sanguines. Il donne la primeur à la stase, montrant que les dépôts de fibrine et de cellules sanguines résultent de troubles de la coagulation. Cette théorie prévaut jusqu'aux travaux de Virchow ; pape incontesté de l'anatomie pathologique européenne, il défend la théorie dégénérative de l'intima avec une prolifération fibreuse cicatricielle et dégénérescence graisseuse des cellules. Mais ce concept n'a qu'un succès transitoire, d'autres auteurs montrant que la prolifération intimale n'est pas le facteur déclenchant, mais un processus réactionnel à la perte de l'élasticité de la tunique moyenne de l'artère.

Au cours du XXe siècle, les hypothèses sur la physiopathologie de l'athérosclérose n'ont cessé de se succéder, mais le rôle des anomalies lipidiques s'impose progressivement. Les arguments s'appuient sur la teneur en cholestérol des lésions jeunes, sur l'apparition de lésions au cours de régimes athérogènes. En 1927, Anitschkow, en provoquant des lésions, proches de l'athérosclérose humaine chez des lapins par un régime enrichi en cholestérol, réversibles par le retour à une alimentation normale, lance une idée largement diffusée : l'athérosclérose serait une maladie de surcharge dont on pourrait freiner l'installation et la progression par des interventions diététiques.

Aujourd'hui, depuis les travaux de Stary, la progression des lésions est parfaitement connue.

Les stries lipidiques, traînées jaunâtres constituées de cellules bourrées de lipides, point de départ de lésions ultérieures, sont présentes dès l'enfance. Puis apparaissent les plaques gélatiniformes intimales, enfin des plaques athéroscléreuses proprement dites « fibrolipidiques », tendant à se fissurer, s'ulcérer et à favoriser des thromboses.

Des études avec des lipoprotéines marquées ont montré qu'il existait un flux permanent de lipoprotéines du courant sanguin vers la paroi artérielle. Les cellules musculaires lisses artérielles, dotées de récepteurs de surface qui reconnaissent les bêtalipoprotéines, les emmagasinent et les dégradent grâce à des enzymes spécialisées. Une altération dans les mécanismes d'épuration de ces lipides prédispose à la maladie.

En fait, la pathogénie est encore débattue : on évoque une perturbation des relations entre les cellules de la paroi artérielle, les cellules sanguines (monocytes/macrophages et lymphocytes) et la présence de lipoprotéines, oxydées pour devenir nocives. Fait étonnant, montrant qu'il y a souvent en médecine un effet de balancier entre les idées anciennes et les plus récentes, on redonne de l'importance aux phénomènes inflammatoires ou infectieux. Les chercheurs ont pu mettre en évidence la présence de génomes ou d'antigènes de divers virus dans les lésions, susceptibles de jouer un rôle initiateur.

La lutte contre l'athérosclérose est une des préoccupations majeures de notre civilisation. La prévention de cette maladie est un des enjeux essentiels de la cardiologie contemporaine. Il faut souligner le rôle de larges campagnes de prévention primaire et secondaire qui ont déjà permis d'infléchir les courbes de mortalité et, en particulier aux États-Unis, de réduire la mortalité par maladie coronaire de 50 %. Les essais de prévention primaire, utilisant la réduction des facteurs de risque, conseillant des modifications hygiénodiététiques (la réduction des graisses saturées, l'arrêt du tabac, la pratique de l'exercice, le traitement de l'hypertension), ont réduit la mortalité coronaire. Une grande étude de prévention primaire comparant un médicament de la classe des statines à un placebo a montré des résultats spectaculaires avec réduction de 30 % des formes graves de maladie coronaire et d'infarctus (Woscop). Enfin, on ne peut détailler toutes les études de prévention secondaire mais il est largement acquis par des essais contrôlés que, par l'abaissement du cholestérol LDL, joint à d'autres effets, les statines contribuent à réduire la morbidité et la mortalité chez les patients à risque. C'est une avancée majeure de la cardiologie actuelle.

2) L'hypertension artérielle

L'hypertension artérielle est un concept, une entité pathologique qui n'est décrite que depuis moins d'un siècle dans les traités médicaux. Il fallut du temps, de longues études épidémiologiques, pour considérer ce trouble hémodynamique comme un redoutable facteur de risque. Mais tout d'abord, il fallait mesurer la pression artérielle.

– Mesure de la pression

Comme probablement beaucoup de médecins dans l'Antiquité, Galien avait constaté que le sang jaillissait avec une forte pression dès l'ouverture d'une artère. Au XVIIe siècle, Harvey avait noté qu'après une section artérielle, le sang giclait à une distance de quatre à cinq pieds. Mais c'est sans aucun doute possible le *clergyman* anglais Stephen Hales qui, en 1733, fit la première mesure de la pression artérielle de manière sanglante chez une jument.

Hales était un personnage curieux, qui n'était pas médecin mais était avide de science, tourné vers la chimie, la physique et la physiologie. Il avait fait des études de théologie et dirigea jusqu'à sa mort la

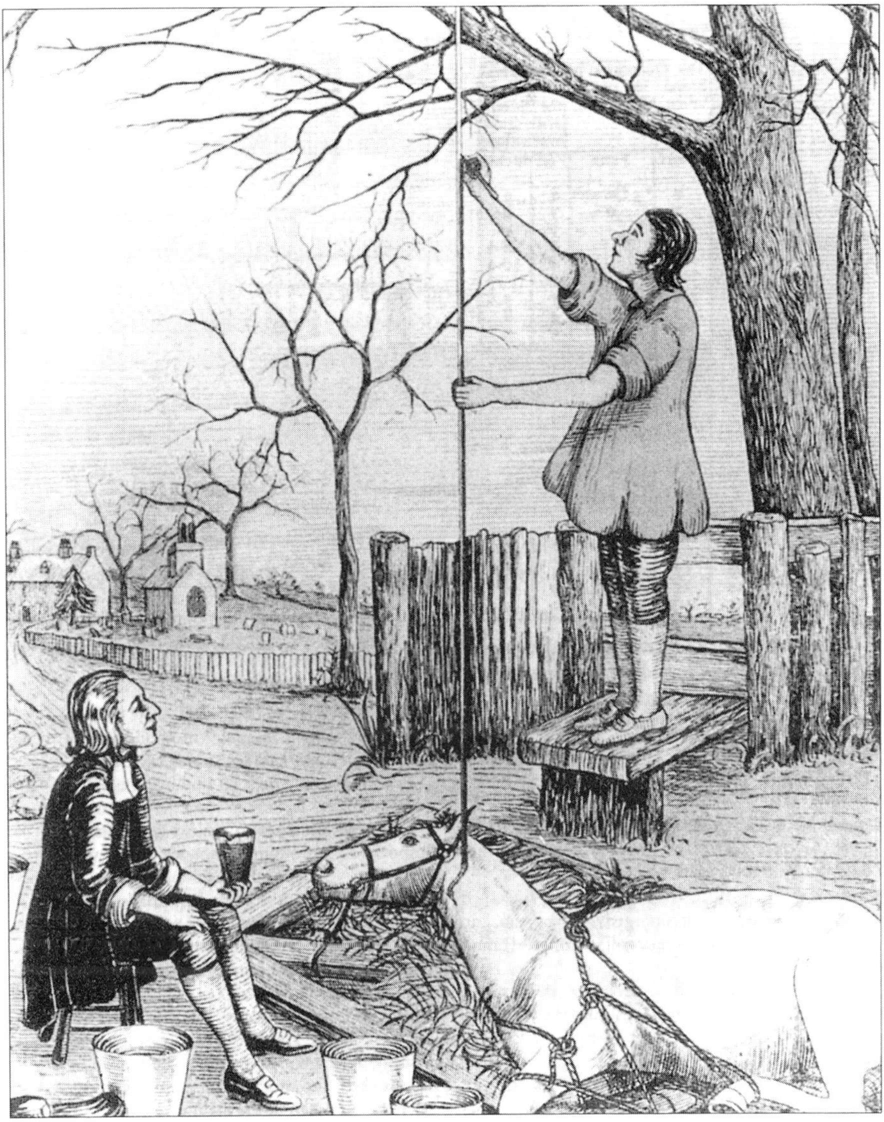

Stephen Hales pratiqua la première mesure de la pression artérielle « de manière sanglante » sur une jument. © Avec l'aimable autorisation de la bibliothèque nationale de médecine, États-Unis.

cure d'un bourg du Middlesex. C'est pendant les loisirs que lui laissait son apostolat qu'il se consacra à de nombreux problèmes de chimie et de biologie. Véritable savant qui, avec des moyens limités, s'intéressait à la circulation, Hales se proposa de déterminer la pression avec laquelle le sang circulait dans les artères. Pour cela, il introduisit dans l'artère crurale d'une jument maintenue sur le dos une canule reliée à un tube de verre de même calibre et d'une longueur de neuf pieds. Après avoir enlevé la ligature posée sur l'artère, le sang jaillit dans le tube à huit pieds neuf pouces au-dessus du niveau du cœur. Hales ne se limita pas à cette constatation, tentant de comprendre les mécanismes de contrôle du phénomène, en constatant l'extrême variabilité de la pression. Il souligna chez l'animal le rôle du volume sanguin, de la résistance des artères, et la possibilité de variations de leur calibre, phénomène déjà entrevu par Sénac. Hales se livra à de nombreuses études hémodynamiques, calculant le volume du ventricule gauche (après injection de cire *post mortem*), le débit cardiaque, la vitesse circulatoire et les conséquences de perfusions salines chez l'animal. Mais la mesure de la pression artérielle fut oubliée pendant des décennies et ce fut Poiseuille, polytechnicien et médecin, qui mesura en 1819, de manière sanglante, la pression artérielle à l'aide d'une canule insérée dans une artère et reliée à un tube en « U » contenant du mercure. La pression du sang était mesurée par la différence qu'elle produisait sur le niveau du mercure dans les deux branches. Son travail fut couronné par l'Académie royale de médecine en 1820.

Chez l'homme, c'est en 1856 que Faivre mesura directement la pression artérielle au cours d'amputations de membres. Utilisant un hémomanomètre à mercure, il constata une pression humérale variant de 120 mmhg à 140 mmhg dans les artères humérales et fémorales. Mais on était loin des applications cliniques de la méthode. Ludwig conçut des manomètres inscripteurs, utilisables chez l'animal. Vierordt et Von Basch imaginèrent des systèmes utilisables chez l'homme, non sanglants. Vierordt pensa que l'on pouvait mesurer la pression intra-artérielle par la contre-pression nécessaire pour supprimer les pulsations de l'artère. Marey conçut un sphygmographe composé d'un levier d'une extrême légèreté déprimant l'artère au moyen d'un ressort élastique. Chaque fois que la pulsation artérielle soulevait le ressort, le mouvement se transmettait au levier muni d'une plume, inscrivant les oscillations sur un cylindre tournant. Basch à Vienne conçut un sphygmomanomètre maniable, avec un ballonnet élastique relié à un manomètre

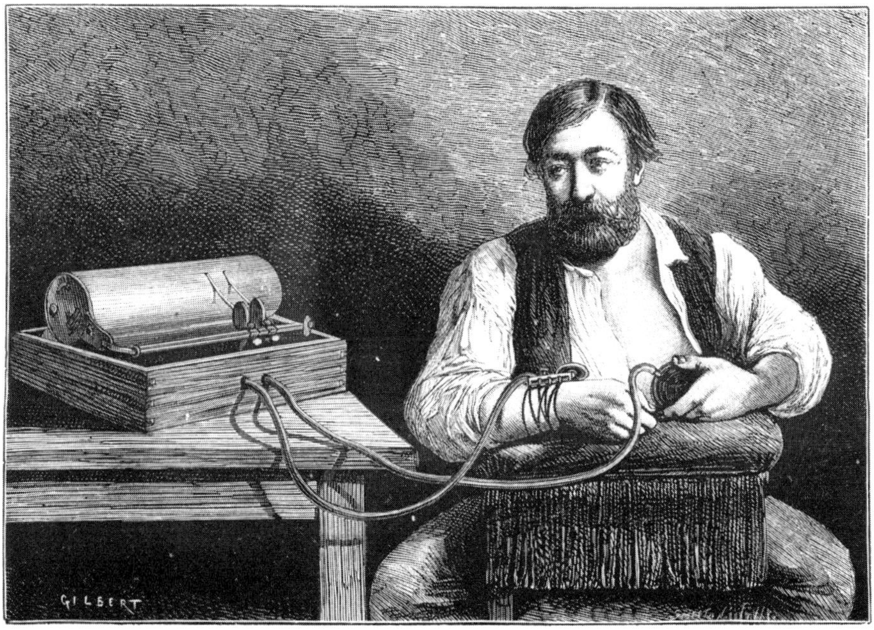

Fig. 5. — Inscription simultanée des pulsations du cœur et du pouls radial sur un malade.

Les premiers instruments pour lutter contre les maladies cardiovasculaires.
© Imothep médecine sciences.

à mercure. L'appareil de Potain utilisait une petite poire de caoutchouc appliquée d'une main sur l'artère radiale jusqu'à disparition des pulsations et un tube de transmission branché sur un manomètre métallique de faible volume. Le but était d'écraser temporairement l'artère pour y arrêter les pulsations et de lire sur le manomètre l'instant de leur disparition. L'avant-bras du patient devait demeurer bien horizontal, le sphygmomanomètre devait être appliqué sur l'artère radiale de préférence, l'appareil donnant des chiffres relativement exacts. Fait majeur avec l'appareil de Potain, la mesure non sanglante de la pression artérielle se généralisa, et s'imposa comme un temps essentiel de l'examen cardiovasculaire en milieu hospitalier.

Mais c'est Scipione Riva-Rocci, de l'université de Pavie, qui améliora encore le système, en concevant un brassard de caoutchouc, revêtu d'une enveloppe inextensible permettant une compression de l'artère humérale homogène et sûre. Cette méthode palpatoire avait

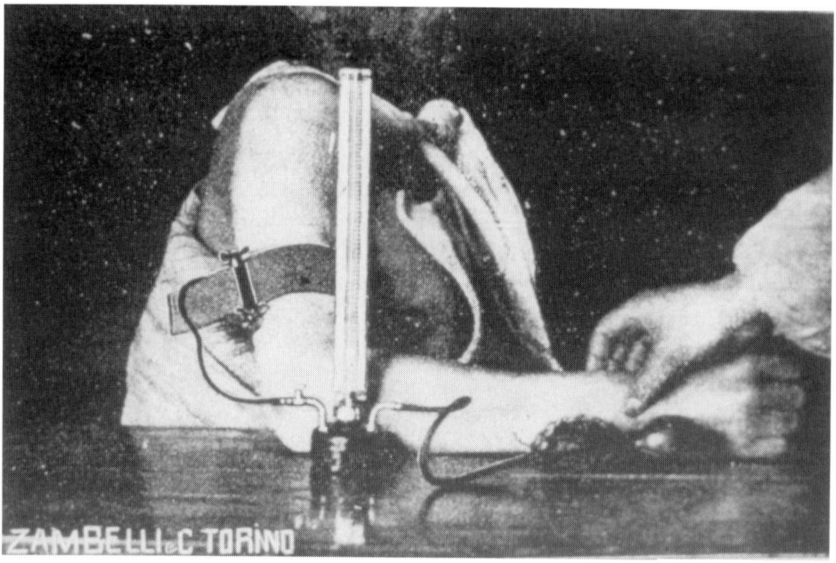

Mesure de la pression artérielle, méthode palpatoire. © Imothep médecine sciences.

des limites et ne permettait que le contrôle de la pression systolique. En 1905, Korotkoff, pionnier de la chirurgie vasculaire à Moscou, proposa l'auscultation de l'artère plutôt que sa palpation. La détermination de la maxima se fit donc par l'audition du ton artériel, le premier bruit perçu lorsqu'on dégonfle lentement le brassard ; le niveau de la minima est fixé par la disparition des bruits. On n'a pas assez souligné les mérites de ces deux auteurs, qui ont conçu pour le corps médical un système et un moyen simple, précis, pour surveiller un paramètre hémodynamique essentiel. Riva-Rocci a démontré l'extrême variabilité de la pression artérielle chez l'homme en fonction des conditions de l'examen, de la position du patient, de l'horaire, de la technique, insistant sur les causes d'erreurs et sur l'« effet blouse blanche ».

– *L'hypertension et son traitement*

L'hypertension artérielle ne fut considérée comme un facteur de risque majeur que très progressivement et ce sont les médecins des compagnies d'assurances, évaluant le risque individuel, qui ont montré sa gravité. On peut rappeler que Gallavardin, publiant un traité sur ce sujet en 1910, fut pratiquement découragé par l'éditeur qui ne publia le livre qu'en 1920 !

La définition de l'hypertension est arbitraire et celle d'une limite entre normotension et hypertension est une tâche difficile, la frontière étant floue et imprécise. Le plus souvent, on se réfère à l'Organisation mondiale de la santé qui considère qu'une tension artérielle normale est inférieure à 140/90 mmhg, mais le médecin aujourd'hui fonde sa décision sur les études épidémiologiques, la prévention, et considère en premier le seuil de traitement.

Dans l'historique de l'hypertension artérielle, il faut citer le rôle majeur de Richard Bright qui, en 1827, fit état d'observations de néphropathies chroniques avec albuminurie et présence à la nécropsie d'hypertrophie ventriculaire gauche. Il suspecta le rôle d'un obstacle à la circulation et, en 1836, publia ses constatations dans cent cas d'albuminurie chronique : dans cinquante-deux cas, il constatait une hypertrophie ventriculaire gauche, sans lésion cardiaque valvulaire pour trente d'entre eux, susceptible d'expliquer cette hypertrophie. Bright relia les lésions du rein et du cœur et émit l'hypothèse d'une anomalie sanguine liée à l'atteinte rénale, capable d'altérer les petites artères et d'augmenter le travail du cœur. Traube constata les relations entre l'hypertension, les atteintes rénales et l'hypertrophie cardiaque et évoqua une augmentation des résistances artérielles s'opposant à l'éjection ventriculaire. Johnson, à Londres, décrivit en 1868 l'hyper trophie de la paroi musculaire des petites artères ; Ewald, en Allemagne, suggéra que ces changements structuraux pouvaient être la conséquence des variations du tonus artériel. Mais, progressivement, on constata la présence d'hypertension artérielle avec hypertrophie ventriculaire en l'absence d'insuffisance rénale. Mahomed, utilisant systématiquement au Guy's Hospital de Londres le sphygmographe de Marey, remarqua que des individus asymptomatiques et apparemment indemnes pouvaient avoir une hypertension artérielle. Il fut un des premiers à tenter de faire la distinction entre une atteinte rénale primitive, cause d'hypertension, et les lésions rénales secondaires au trouble hémodynamique. En 1889, à Paris, Henri Huchard, dans son traité des maladies du cœur et des vaisseaux, parla d'hypertension artérielle et d'une « présclérose vasculaire ». Volhard et Fahr, étudiant les relations du mal de Bright et de l'hypertension artérielle en 1914, distinguèrent les formes « bénignes et malignes » d'hypertension. Ils postulaient que l'hypertension maligne était la conséquence de la libération d'une substance hypertensive par le rein ischémié, cause de spasme artériel prolongé, de nécroses artériolaires. En 1898, Tigerstedt et Bergmann firent une découverte fondamentale longtemps ignorée : ils montrèrent que l'injection intraveineuse d'extraits aqueux de rein de lapin provoquait chez celui-ci une hypertension, baptisant la substance active la « rénine » ; leurs travaux passèrent inaperçus. En 1934, Goldblatt à Cleveland créa chez le chien une hypertension artérielle par le clampage d'une des deux artères rénales : il démontra qu'une ischémie rénale induite par la réduction de la pression entraînait la libération de rénine. Une stiction déterminant une sténose modérée causait chez le chien une hypertension modérée, proche de l'hypertension essentielle humaine, alors qu'une sténose sévère déterminait une hypertension maligne avec un retentissement cardiaque.

Le rôle du système nerveux sympathique fut progressivement envisagé. En 1901, on avait constaté que les injections d'adrénaline et les extraits de glande médullosurrénale possédaient la même action pressive. Labbé publia à cette époque le premier cas d'hypertension artérielle paroxystique dû à une tumeur surrénale, nommée « phéochromocytome ». La première intervention pour phéochromocytome fut réalisée avec succès dès 1929, ouvrant l'ère chirurgicale du traitement de l'hypertension.

Le traitement de l'hypertension artérielle souleva pendant des décennies un vaste débat. Fallait-il traiter des patients le plus souvent asymptomatiques et en bonne santé apparente ? Les études épidémiologiques montrèrent la gravité potentielle de l'hypertension, le risque cérébral, cardiaque et coronarien, et la nécessité de réduire les chiffres tensionnels en traitant l'ensemble des facteurs de risque. Pendant des années, on fut démuni, le traitement ne reposant que sur les mesures hygiénodiététiques et le régime désodé. À la fin de la Seconde Guerre mondiale, le corps médical ne disposait d'aucun médicament antihypertenseur efficace. Les premiers médicaments hypotenseurs, ganglioplégiques étaient difficiles à contrôler et mal supportés. La recherche pharmacologique devint intense, le concept d'hypertension comme maladie étant définitivement admis.

Un progrès se dessina dans les années 1950 avec plusieurs alcaloïdes extraits de la racine d'une plante utilisée aux Indes depuis des décennies, *Rauwolfia serpentina*. La réserpine fut alors très prescrite, mais elle avait en réalité une faible efficacité. Innovation thérapeutique majeure, les diurétiques thiazidiques suscitent au congrès de l'American Heart en 1957 une première publication démontrant leur efficacité. De nombreuses molécules furent alors commercialisées et cette classe demeure aujourd'hui encore une des bases du traitement de l'hypertension. Rappelons que les agents bêtabloquants cités comme anti-angineux représentent un tournant dans le traitement de l'hypertension dont ils diminuent la morbidité et la mortalité. La recherche se poursuivit dans des axes divers et des travaux pharmacologiques montrèrent que les mouvements transmembranaires de l'ion calcium jouaient un rôle dans l'augmentation des résistances artérielles périphériques. La réduction des concentrations intracellulaires de cet ion relâche des fibres musculaires artérielles et entraîne une baisse tensionnelle. La pharmacologie des antagonistes calciques, inhibant le flux transmembranaire du calcium dans les fibres musculaires des vaisseaux et du cœur, fut développée avec un grand succès par Fleckenstein et de nombreuses molécules dans cette classe thérapeutique apparurent comme traitement efficace de l'hypertension et de l'angor.

Dans les années 1950, les travaux expérimentaux mirent en lumière le rôle important du système rénine-angiotensine-aldostérone dans la régulation hydrosodée, la physiopathologie de l'hypertension et de l'insuffisance cardiaque. Le principe physiologique hypertenseur, l'angiotensine, puissant vasoconstricteur, est synthétisé grâce à une enzyme, l'enzyme de conversion découverte par Skeggs en 1957. Son inhibition a des effets bénéfiques hypotenseurs, protecteurs vasculaires et cardiaques. Le chef de file de cette classe thérapeutique, le captopril vit le jour en 1977. Sa commercialisation en 1983 fut la première étape d'une grande lignée d'antihypertenseurs très prisés dans le monde cardiologique.

Aujourd'hui, une pléthore de médicaments existe et le corps médical dispose d'une large gamme de molécules antihypertensives pures ou associées entre elles. De nombreux essais thérapeutiques, contrôlés avec ces différentes classes de médicaments hypotenseurs, ont démontré les effets bénéfiques de la réduction des chiffres tensionnels sur les risques cérébraux, rénaux, cardiaques et coronariens de l'hypertension artérielle. C'est une avancée incontestable dans la régression des accidents cardiovasculaires, de la maladie de notre civilisation qu'est l'hypertension artérielle.

3) L'INFARCTUS DU MYOCARDE

Complication la plus redoutable de l'athérosclérose coronaire, l'infarctus du myocarde est une des premières causes de mortalité dans le monde occidental. Son traitement n'a cessé de progresser au cours des quarante dernières années et avec une meilleure détection, l'acquisition de moyens efficaces de revascularisation myocardique, les avancées de la réanimation cardiaque, apparaît une réduction progressive de la mortalité. Mais l'histoire des connaissances médicales incite à d'étonnantes constatations : alors que la douleur de l'angine de poitrine, décrite en 1768 par Heberden, inspira de multiples publications pendant deux cent ans, sa complication majeure, l'infarctus du myocarde, fut pratiquement méconnue jusqu'aux dernières années du XIXe siècle. L'infarctus fut longtemps considéré comme une découverte d'autopsie et ne fut réellement individualisé que par la thèse de René Marie, le premier travail d'ensemble, en 1896, travail qui couronne les travaux anatomiques de Cruveilhier, de Letulle en France, de Ziegler en Allemagne. Morgagni avait décrit des zones de ramollissement cardiaque, de dégénérescence graisseuse myocardique, constatation confirmée par Quain à Londres en 1850. En fait, Vulpian avait rapporté à Paris en 1866 une observation d'infarcissement du myocarde liée à la présence d'un caillot dans l'artère coronaire gauche, mais sa publication n'avait

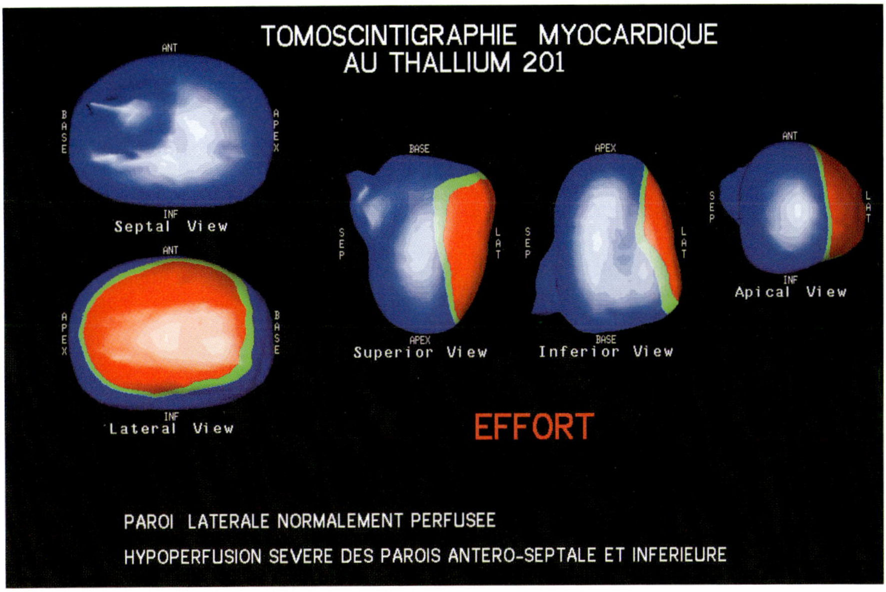

Ci-dessus et ci-dessous :

Tomoscintigraphie myocardique, séquelles d'un infarctus.

© Dr N. Fourquet, clinique Pasteur, Toulouse.

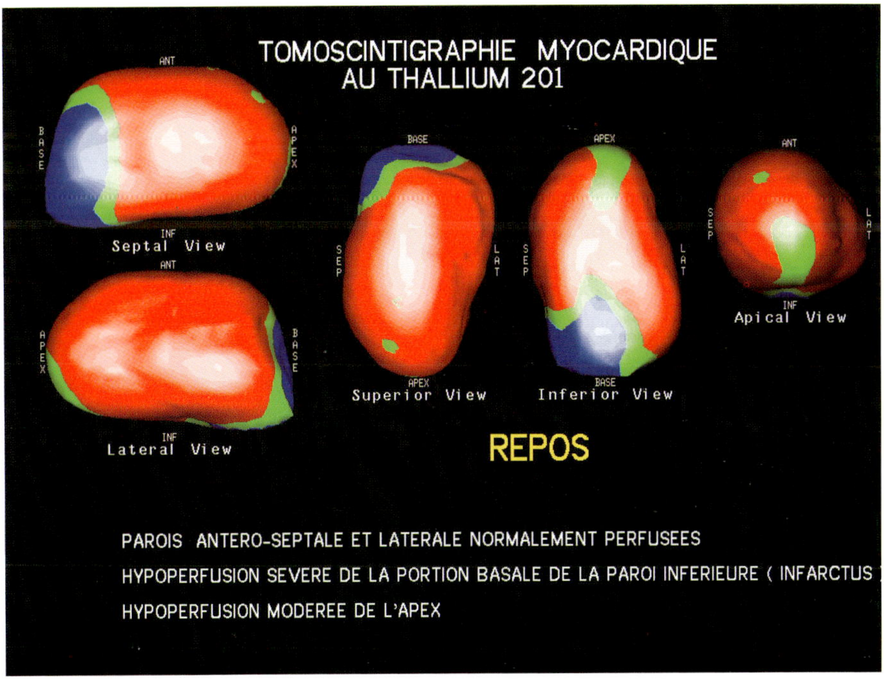

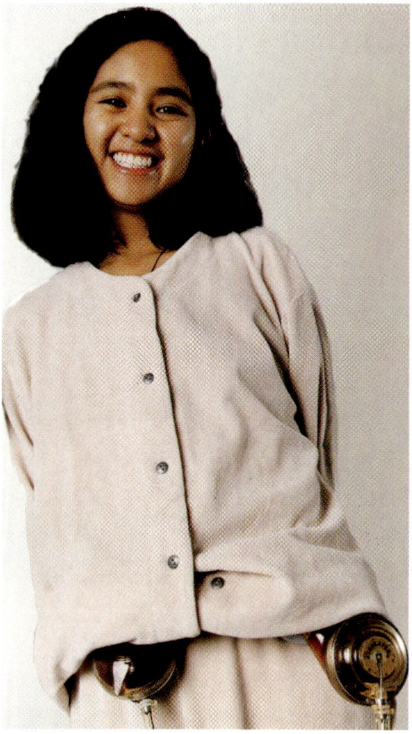

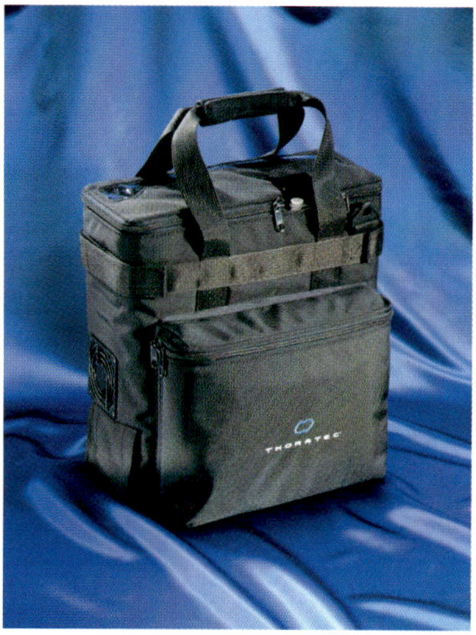

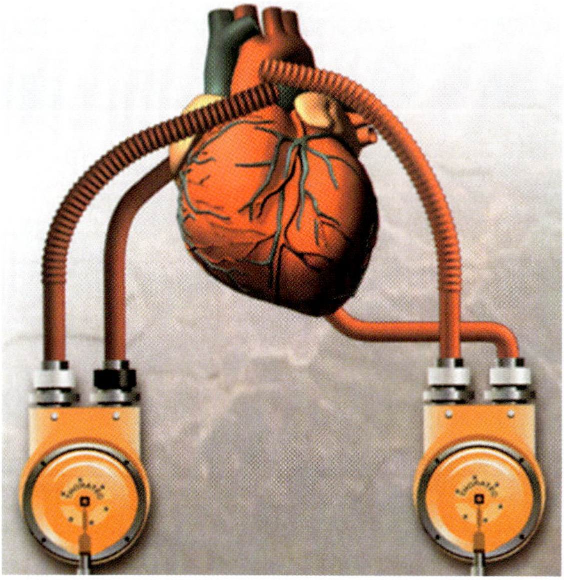

Ci-dessus :
Assistance ventriculaire portable avec une console de régulation miniaturisée permettant le déplacement de la patiente.
© Thoratec, image reproduite avec l'autorisation de Thoratec Corporation.

Ci-contre :
Assistance circulatoire ventriculaire : détail des connexions.
© Thoratec, image reproduite avec l'autorisation de Thoratec Corporation.

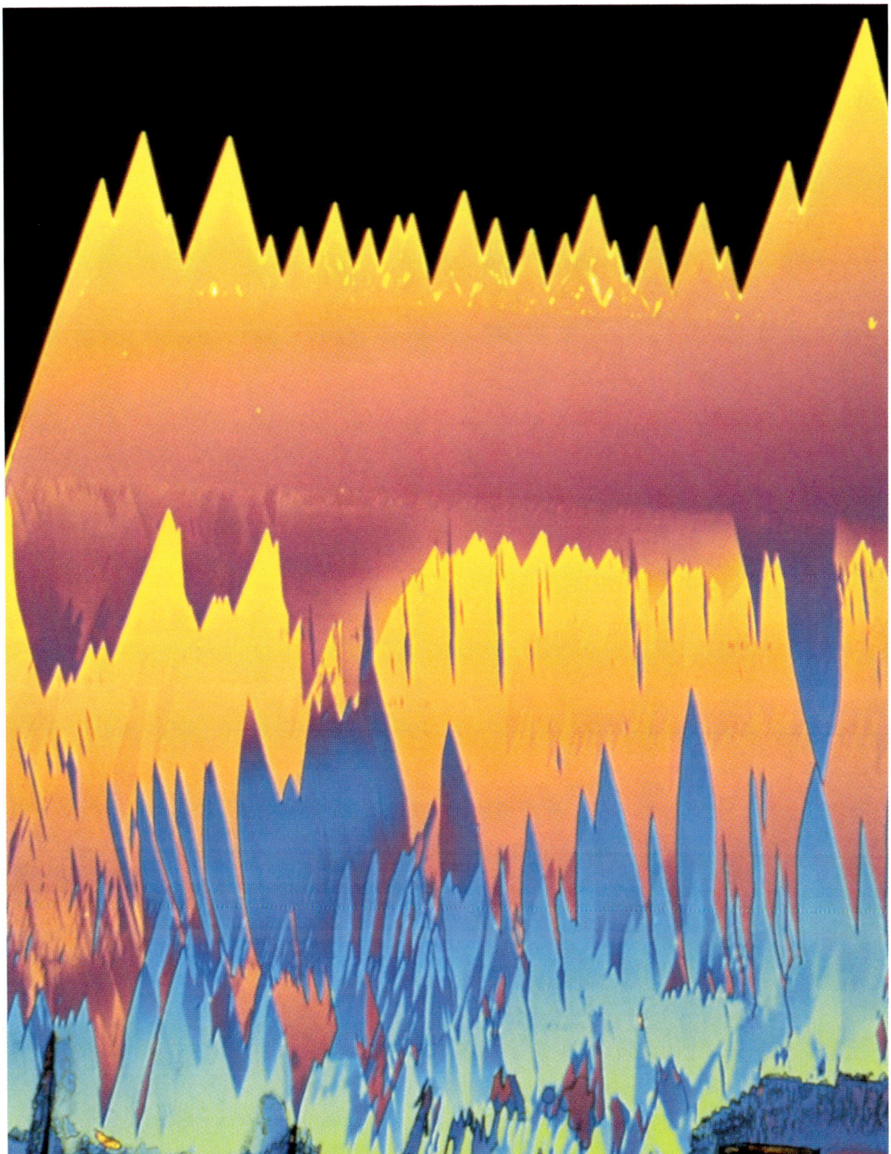

Cristaux de cholestérol.

Les progrès de l'échographie Doppler en couleurs

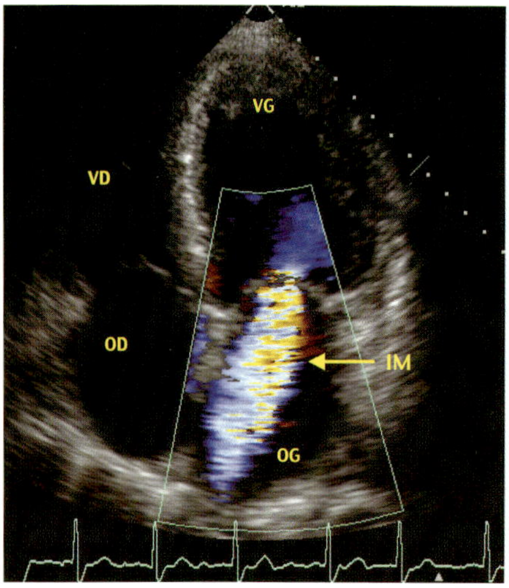

Ci-contre, à gauche :
Insuffisance mitrale. Doppler couleur montrant le reflux du sang du ventricule dans l'oreillette gauche.

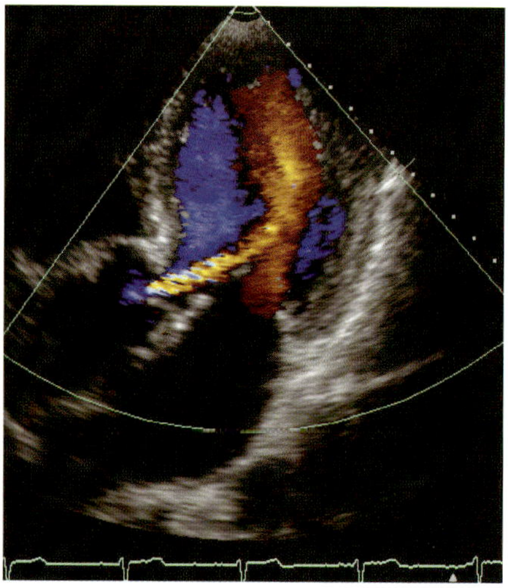

Ci-contre, à droite :
Insuffisance aortique.

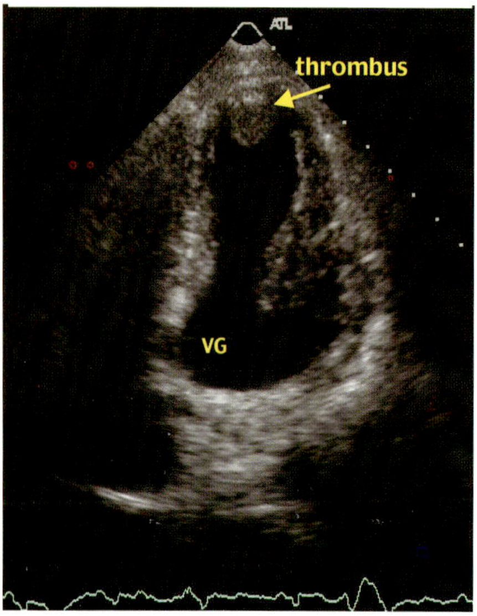

Ci-contre, à gauche :
Dilatation ventriculaire et thrombus intraventriculaire gauche.

eu aucune diffusion. Le travail de René Marie est remarquable par la précision des descriptions, qui ont fait autorité pendant des décennies, décrivant les aspects macroscopiques des foyers d'infarctus, leur évolution vers l'anévrysme ventriculaire, la rupture ou la fibrose cicatricielle, mentionnant l'association de la nécrose myocardique aux oblitérations coronaires. Osler en 1910, dans la revue *Lancet*, redécouvre leur rôle qui allait être fortement contesté par de nombreux auteurs. En fait, quelque études expérimentales comportant une ligature de la coronaire gauche chez l'animal, rapidement suivie de décès de cause arythmique, laissaient penser que la survie était impossible à l'occasion d'infarctus étendus, appelés apoplexies du cœur. La première description clinique et électrocardiographique de la nécrose myocardique aiguë fut faite en 1917 par Herrick devant l'American College of Medicine, mais sa présentation suscita peu d'intérêt et il se crut obligé de reprendre sa publication l'année suivante. À partir de 1920, une efflorescence de travaux survint dans la littérature médicale, mais on peut s'étonner que dans son *Traité des maladies du cœur*, Vaquez n'ait réservé aucun chapitre à cette pathologie si courante dans le monde occidental. De 1922 à 1940, dans une succession de travaux cliniques et anatomiques, il faut souligner la contribution importante des cardiologues français. Gallavardin insista sur les nombreuses formes symptomatiques, les formes masquées par un collapsus, des troubles digestifs ou respiratoires. Lian rapporta les formes syncopales et arythmiques, Laubry les formes avec insuffisance cardiaque et embolies périphériques. C'est Pardee qui précisa les déformations du complexe ventriculaire, le sus-décalage en dôme de ST, alors que Clerc de l'équipe de Laubry insistait sur la possibilité de sous-décalages importants du segment ST en l'absence d'onde Q de nécrose. Le tableau clinique et électrocardiographique de l'infarctus était dressé, mais tous les auteurs soulignaient son caractère dramatique, son évolution presque toujours mortelle, la guérison étant l'exception. Une publication de Donzelot à la Société médicale des hôpitaux de Paris insistant sur les formes atypiques d'évolution heureuse, suscita beaucoup de réserves. Le traitement ne comportait que le repos complet au lit pendant un mois et la prescription d'antalgiques. Il fallut attendre

1955 pour voir apparaître un fait nouveau, la possibilité d'un diagnostic biologique fiable de l'infarctus avec les dosages plasmatiques d'enzymes intracellulaires, libérés par la nécrose cellulaire dont on pouvait suivre les concentrations au cours des premiers jours d'évolution.

La physiopathologie du syndrome soulevait un débat passionné : certains auteurs, constatant l'absence de thrombose coronaire récente chez des patients décédés d'infarctus, remettaient en cause le rôle de l'oblitération coronaire qui, pour eux, était la conséquence et non la cause de l'infarctus. Le rôle d'un spasme, défendu depuis des années par de nombreux cardiologues anglo-saxons et Clerc en France, eut de nombreux partisans, mais quelques autres doutaient de la possibilité de spasmes sur des artères infiltrées et calcifiées, athéromateuses. Prinzmetal avait décrit une variante d'angor compliquée de syncopes, de troubles rythmiques avec des sus-décalages énormes du segment ST. Maseri et son équipe à Pise en Italie eurent le mérite de montrer la fréquence du spasme artériel dans la genèse de l'insuffisance coronaire aiguë avec des images angiographiques convaincantes. Les travaux de De Wood clorent le débat : il apporta la preuve angiographique de la thrombose coronaire, établissant que l'occlusion coronaire était constante quand la coronarographie était effectuée dans les six heures suivant le début des symptômes. Ce fait ouvrit une ère nouvelle dans la prise en charge thérapeutique, permettant de penser que la recanalisation rapide du vaisseau occlus pouvait limiter les conséquences ventriculaires de la thrombose coronaire. La responsabilité de l'occlusion artérielle étant acquise, des possibilités thérapeutiques s'offraient. Une voie thérapeutique nouvelle s'ouvrit en 1978 avec l'intrépidité de Reintrop accomplissant la réouverture mécanique en perforant un thrombus de l'artère interventriculaire antérieure par un guide de cathétérisme. Parallèlement, le concept de la lyse du caillot par des substances introduites par voie veineuse prit son essor, utilisant divers médicaments thrombolytiques, traitement adapté à tout type de patient pourvu qu'il soit initié dans les premières heures suivant la douleur. Le traitement de l'infarctus donna lieu à des dizaines de grands essais contrôlés, randomisés, incluant des milliers de patients, comparant l'efficacité de divers médicaments thrombolytiques au traitement conventionnel. Une réduction de la mortalité aiguë et de la morbidité à long terme démontrèrent l'efficacité de cette attitude et la puissance des fibrinolytiques. Simultanément, les équipes spécialisées dans le domaine de la cardiologie interventionnelle défendirent, à la suite des travaux d'Hartzler dans les années 1980, l'efficacité de l'angioplastie primaire directe, en première intention, qui demande tout de même pour être efficace des équipes très entraînées et une infrastructure très lourde. L'angioplastie complémentaire de la thrombolyse ou l'angioplastie de sauvetage, généralisées aujourd'hui, ont considérablement amélioré le pronostic de l'infarctus dont la mortalité aiguë a fortement diminué, passant de 24 à 6 ou 7 %. Le dogme de l'artère réouverte s'est imposé, un flux sanguin antérograde dans le territoire lésé, limitant les phénomènes de dilatation, les anévrysmes ventriculaires et l'insuffisance cardiaque secondaire. L'association à la thrombolyse et à l'angioplastie des bêtabloquants, des inhibiteurs de l'enzyme de conversion et des antiagrégants plaquettaires a bouleversé le pronostic de l'infarctus dont le traitement médical actuel, bien codifié, apparaît comme un des plus grands progrès de la cardiologie du XXe siècle.

Bibliographie

Ouvrages

Acierno L.-J., *History of cardiology*, Parthenon Publishing Group, New York, 1994.

Bardinet T., *Les Papyrus médicaux de l'Égypte pharaonique*, Fayard, Paris, 1995.

Bariety M. et Coury C., *Histoire de la médecine*, Fayard, Paris, 1963.

Bishop L.-F. et Nelson J., *History of cardiology*, Medical Life Press, New York, 1927.

Boyadjan M., *The Heart*, Esco Books, Antwerp, Belgique, 1986.

Clark D.A., *Coronary Angioplasty*, Allan Liss ED, New York, 1987.

Corvisart J.-N., *Essai sur les maladies et lésions organiques du cœur et des gros vaisseaux*, Pariente, Paris, 1812.

Darenberg C., *Histoire des sciences médicales comprenant l'anatomie, la physiologie, la médecine, la chirurgie et les doctrines de pathologie générale*, Baillère, Paris, 1870.

Duchenne de Boulogne, *De l'électrisation localisée et de son application à la pathologie et la thérapeutique*, Baillère, Paris, 1872.

East T., *The Story of heart disease*, Dawson Ed., Londres, 1957.

Fleming P., *Short History of cardiology*, Clio Med Ed, Amsterdam, 1997.

Gallavardin L., *Précis des maladies du cœur et de l'aorte*, coll. Testut, Éditions Doin, Paris, 1908.

Gorny P., *Histoire de la cardiologie*, Éditions Da Costa, Paris, 1994.

Grmek M.D., *Histoire de la pensée médicale en Occident*, Le Seuil, Paris, 1988.

Hamraoui E., Carpentier A., Chachques J., Du Bois Baudry G. et Marie E., *Philosophie du progrès en cardiologie*, Pariente, Paris, 2002.

HERRICK J.-B., *A Short History of cardiology*, Springfield, 1942.

HOERNI B., *L'Examen clinique d'Hippocrate à nos jours*, Imothep Maloine, Paris, 2000.

HUCHARD H., *Traité clinique des maladies du cœur et de l'aorte*, Doin, Paris, 1899.

HURST J.W., CONTI C.R. et FYE W.B., *Profiles in cardiology*, Published Foundation for Advances in Medicine and Science, 2003.

JOHNSON S.L., *The History of cardiac surgery*, John Hopkins Press, Baltimore, 1970.

LEIBOWITZ A., *The History of coronary heart disease*, Wellcome Institute for the History of Medicine, Londres, 1970.

LAENNEC, *Traité de l'auscultation médiate et des maladies des poumons et du cœur*, Chaudé, Paris, 1819.

LAIGNEL LAVASTINE M., *Histoire générale de la médecine et de la pharmacie*, tome 1, Albin Michel, Paris, 1936.

LECA A.P., *La Médecine égyptienne au temps des pharaons*, Éditions Da Costa, Paris, 1988.

LÉVY I., *D'Hippocrate aux pères de la génétique*, Éditions de Santé, Paris, 1996.

LÉVY VALENSI J., *La Médecine et les médecins français au* XVIIe *siècle*, Baillère, Paris, 1933.

LICHTENTHAELLER C., *Histoire de la médecine*, Fayard, Paris, 1978.

LITTRÉ É., *Œuvres complètes d'Hippocrate*, Paris, Baillère, 1851.

LOWER R., *Tractatus de corde item de motu et colore sanguinis*, Redmayne, Londres, réédition, 1669.

LYONS A.S. et PETRUCELLI R.J., *Histoire de la médecine*, Presses de la Renaissance, Paris, 1979.

MAREY E.-J., *La Méthode graphique dans les sciences expérimentales et principalement en physiologie et médecine*, Masson, Paris, 1885.

MARGOTTA P., *Histoire illustrée de la médecine*, Éditions des deux coqs, Paris, 1968.

MAY E., *La Médecine, son passé, son présent, son avenir*, Payot, Paris, 1957.

PIPERNO D., *Histoire du souffle. La respiration de l'Antiquité à nos jours*, Imothep Maloine, Paris, 1999.

POSTEL VINAY N., *Impressions artérielles. 100 ans d'hypertension 1896-1996*, Imothep Maloine, Paris, 1996.

RÉGNIER C. et LEFEBVRE T., *Au cœur de l'angor. Histoire des idées de l'angine de poitrine à l'ischémie myocardique*, Tabloid, Paris, 1994.

RUILLÈRE R., *Abrégé d'histoire de la médecine*, Masson, Paris, 1981.

SCHWARTZ J., *Réflexions sur l'histoire de la médecine*, Presses universitaires de Strasbourg, 2000.

SÉNAC J.-B. DE, *Traité des maladies du cœur*, Mequignon, Paris, 1783.

SENDRAIL M., *Histoire culturelle de la maladie*, Privat, Toulouse, 1980.

SNELLEN H.A., *History of cardiology*, Donker Historic Publications, Rotterdam, 1984.

SOURNIA J.-C., *Histoire du diagnostic en médecine*, Éditions de Santé, Paris, 1995.

ULLMAN M., *La Médecine islamique*, Presses universitaires de France, Paris, 1978.

VIEUSSENS R., *Traité nouveau de la structure du cœur et des vaisseaux*, Guillemette, Toulouse, 1715.

WILLIUS F.A. et DRY T., *A History of the heart and circulation*, Schuman, New York, 1941.

ARTICLES OU CONFÉRENCES

BEDFORD E., « Cardiology in the days of Laennec », *British Heart Journal*, 1972, n° 34, p. 1193-1198.

BOULLE L., « Les aphorismes cliniques de Corvisart recueillis par Laennec », *Revue du palais de la Découverte*, 1981, n° 22, p. 65-75.

DELAHAYE J.-P., *Histoire de l'angine de poitrine*, conférence de l'Institut de l'histoire de la médecine, Fondation M. Mérieux, Lyon, 1992.

DELAHAYE J.-P., *Histoire des cardiopathies valvulaires*, conférence de l'Institut d'histoire de la médecine, Fondation M. Mérieux, Lyon, 1993.

EDLER, « The diagnostic use of ultrasound in heart disease », *Acta Med. Scand.*, 1955, n° 308, p. 32-56.

GIRAUD G., PUECH P., LATOUR H., *et al.*, « Variations de potentiel liées à l'activité du système de conduction auriculoventriculaire chez l'homme », *Archives des maladies du cœur*, 1960, n° 53, p. 757-776.

GONIN A., *Louis Gallavardin (1875-1957)*, conférence de l'Institut de l'histoire de la médecine de Lyon, Fondation M. Mérieux, Lyon, 1987.

HANNA I.R. et SILVERMAN M., « A history of cardiac auscultation and some of its contributors », *American Journal of Cardiology*, 2002 ; n° 90, p. 259-267.

HUARD P., *Les Maladies cardiovasculaires dans l'Antiquité*, conférence à la Société française d'histoire de la médecine, oct. 1973.

JULIAN D., « History of cardiac care units », *British Heart Journal*, 1987 ; n° 57, p. 497-552.

KOUWENHOVEN W.B., « The development of cardiac defibrillation », *Ann. Intern. Med.*, 1969, n° 71, p. 449-456.

LABAT R., « La médecine assyro-babylonienne », *Rev. histoire méd. hébraïque*, 1963 ; n° 61, p. 101-117.

LENÈGRE J. et MAURICE P., « De quelques résultats obtenus par la dérivation directe des courants électriques de l'oreillette et du ventricule droit », *Arch. mal. cœur*, 1945, n° 38, p. 298-302.

LENÈGRE J., MAURICE P., « Premières recherches sur la pression auriculaire droite », *Bulletin et mémoires de la société médicale des hôpitaux de Paris*, Paris, 1944, n° 80, p. 239-251.

POULET J., « La cardiologie au XVIIIe siècle », *Histoire de la cardiologie et affections vasculaires*, Sandoz, Paris, 1975.

RUILLÈRE R. « L'anatomie, la physiologie et la pathologie cardiovasculaire dans l'œuvre de Galien », *Gazette des hôpitaux*, 1972, p. 144, 115, 501-508.

RUILLÈRE R., « Willam Harvey et son *De motus cordis sanguinis* », *Gazette des hôpitaux*, 1972, n° 31, p. 665-673.

RUILLÈRE R., « La cardiologie au XVIIe siècle », *Histoire de la cardiologie et des affections vasculaires*, Sandoz, Paris, 1975.

RUILLÈRE R., « Laennec cardiologue. Le bon grain et l'ivraie », *Revue du palais de la Découverte*, Paris, 1981, n° 22, p. 130-145.

Tscheng T.O., « Hippocrates and cardiology », *American Heart Journal*, 2001, n° 141, p. 173-183.

VILLESTRA R.E., « The History of cardiology. Is it important today ? », *Clinical Cardiology*, 1995, n° 18, p. 367-369.

Index des noms cités

A

B

C

D

E

F

G

H

I

J

K

L

M

N

O

P

Q

R

S

T

U

V

W

Y

Z

Autres titres parus dans la même collection :

– *Le Livre blanc de la dépression*,
sous la direction du Dr Frédéric Raffaitin

– *Quelle médecine demain ?*,
sous le regard de Paul Valéry
et sous la direction de Judith Robinson-Valéry

– *La Peau, de la santé à la beauté*,
Jacques Dubois

Pour plus de renseignements :

contacter Information service
08 25 15 00 22 (0,15 €/min)

Éditions Privat
BP 73621
31036 Toulouse Cedex 1

Cet ouvrage a été achevé d'imprimer sur les presses de France Quercy, à Cahors (46).
Photogravure Tec-Photogravure (31)
(1/2 500)
Imprimé en France